# CURACIÓN CON AMINOÁCIDOS

© Adolfo Pérez Agustí (2006-2020)

# CURACIÓN CON AMINOÁCIDOS

ediciones masters@gmail.com
SPAIN

Hace 3.800 millones de años este planeta estaba compuesto de tierra y agua, y aunque comenzaba a parecerse a nuestro hogar, la atmósfera era tóxica, y la temperatura sofocante. Nada podía vivir aquí. Los meteoritos seguían cayendo a la tierra y en ese momento, la situación era más violenta. Pero algo perturba las órbitas de estos meteoritos y si ya habían traído agua, ahora traen más consigo: a medida que se disuelven liberan sus minerales y transportan carbono y proteínas primitivas, esencialmente aminoácidos, del espacio exterior que impactan en el suelo marino y terrestre. Abajo, en el mar, todo es oscuro porque los rayos del sol no alcanzan más allá de 300 metros de profundidad y la temperatura es cercana a los 0 grados. Pero el agua del mar se ha filtrado en la corteza terrestre a través de sus grietas. Allí se calienta y a su paso recoge gases y minerales, y unos elementos denominados aminoácidos, convirtiendo el agua en un caldo de cultivo químico.

Es imposible saber cómo y cuándo estas sustancias químicas, -posteriormente unos nutrientes-, se unieron para formar vida, dando origen a las primeras bacterias unicelulares a partir de elementos inorgánicos. La vida microscópica comenzó a desarrollarse y los aminoácidos fueron el eslabón imprescindible.

Ahora ya son viejos conocidos, los elementos que darán lugar a la formación de las proteínas y mediante las cuales el cuerpo humano se desarrolla y se repara.

La ciencia de la dietética afortunadamente ha seguido un camino diferente al de los restaurantes y la comida hogareña, demostrando que no basta con comer lo que nos gusta, en el momento en que nos apetece y cocinado de manera agradable al paladar, al olfato y hasta a la vista, sino que nos indica que nuestros alimentos deben cantidades equilibradas y proporcionales de carbohidratos, proteínas y grasas, además de vitaminas, minerales y aminoácidos -entre otros elementos- en cantidad suficiente, ya que de no ser así los alimentos no nos pueden asegurar la salud y en ocasiones ni siquiera la vida. El problema surge cuando una persona que tiene delante de sí un apetitoso plato de comida le resulta totalmente imposible averiguar si dispondrá de todos esos elementos considerados indispensables, aunque si el paladar queda satisfecho poco le importa. Quizá, con el paso de los años, las deficiencias nutricionales –por exceso o carencia- le ocasionarán problemas más o menos serios en su salud, algunos de ellos irreversibles, pero siempre podrá rectificar y comenzar de nuevo ¿O quizá no?

Aunque en un principio solamente se consideraron como nutrientes imprescindibles a los hidratos de carbono (glúcidos), las proteínas (prótidos) y las grasas (lípidos), pronto se descubrió que había otros componentes, presentes en cantidades ciertamente ínfimas, que eran tan importantes como los macronutrientes básicos. Pronto se hicieron populares las vitaminas y los minerales, más tarde los oligoelementos y las enzimas, y más recientemente la fibra, un elemento aparentemente estéril (con frecuencia no se absorbe), pero igualmente imprescindible en la alimentación humana.

Y así, la ciencia de la nutrición analizó los alimentos y sus componentes, llegando a descubrir que del mismo modo que había diferentes tipos de grasas (saturadas, insaturadas, poliinsaturadas) y de carbohidratos (simples y complejos), las proteínas también eran diferentes, no tanto por su procedencia (animal, vegetal, marina,) sino por su riqueza en aminoácidos. Sin embargo, pocos expertos han sido capaces de recomendar la utilización de los aminoácidos por su función específica, bien sea mezclados o aislados, algo que en este libro vamos a procurar realizar.

# CAPÍTULO 1

## LAS PROTEÍNAS

### Definición y funciones

Las proteínas son biomoléculas formadas básicamente por carbono, hidrógeno, oxígeno y nitrógeno, pudiendo contener también azufre y en ocasiones fósforo, hierro, magnesio y cobre, entre otros elementos. Son polímeros (sustancias obtenidas de otra) de unas pequeñas moléculas que reciben el nombre de aminoácidos, a su vez unidos mediante enlaces peptídicos. La unión de un bajo número de aminoácidos da lugar a un *péptido*; si no es mayor de 10 se denomina *oligopéptido*, si es superior a 10 se llama *polipéptido*, y si es superior a 50 se habla ya de proteína.

Formadas por un total de 20 aminoácidos, están sometidas a una transformación continua y reciclaje, de tal manera que las proteínas viejas se degradan dando lugar a un proceso que llamamos catabolismo. Estas proteínas "viejas" son sustituidas por otras nuevas y de nueva formación, mientras que los aminoácidos pueden combinarse en cualquier orden y repetirse de cualquier manera. Una proteína media está formada por unos cien o doscientos aminoácidos alineados, lo que da lugar a un número de posibles combinaciones diferentes realmente abrumador (en teoría $20^{200}$) y, por si esto fuera poco, según la configuración espacial tridimensional que adopte una determinada secuencia de aminoácidos, sus propiedades pueden ser totalmente diferentes. Tanto los glúcidos como los lípidos tienen una estructura relativamente simple comparada con la complejidad y diversidad de las proteínas.

Todas son diferentes entre sí, ya que mientras unas son de estructura sólida, como las que forman las uñas y el pelo, otras son extremadamente blandas, aunque a pesar de ello químicamente se asemejan mucho entre sí, estando compuestas por millares de átomos. Ello ha complicado siempre su análisis exacto y de muchas de ellas apenas si se conoce una fracción de su fórmula química. La fibra muscular, por ejemplo, está formada por millares de átomos enlazados entre sí formando una gran tira en forma de muelle, lo que explica su gran facilidad para acortarse y estirarse al menor estímulo nervioso; han convertido la energía de los alimentos en trabajo mecánico. Tienen una solubilidad incompleta, imperfecta, por lo que es necesario administrarlas siempre en forma coloidal para que se puedan emplear farmacológicamente.

Funciones de las proteínas

- *Plástica, estructural o de construcción*: forman parte de las estructuras corporales, y suministran el material necesario para el crecimiento y la reparación de tejidos y órganos del cuerpo. Por ejemplo, la queratina está presente en la piel, las uñas y el pelo; el colágeno está presente en los huesos, los tendones y el cartílago, y la elastina, se localiza fundamentalmente en los ligamentos.
- *Reguladora*: algunas proteínas colaboran en la regulación de la actividad de las células. Ciertas hormonas son de naturaleza proteica (insulina, hormona del crecimiento...) y muchas enzimas son proteínas que favorecen múltiples reacciones orgánicas, mientras que algunos neurotransmisores tienen estructura de aminoácido o derivan de los aminoácidos y regulan la transmisión de impulsos nerviosos.

- **Defensiva**: forman parte del sistema inmunológico o defensas del organismo (anticuerpos, inmunoglobulinas...).
- **Intervienen en procesos de coagulación**: fibrinógeno, trombina... e impiden que al dañarse un vaso sanguíneo se pierda sangre.
- **Transporte de sustancias**: transportan grasas (apoproteínas), el oxígeno (hemoglobina), también facilitan la entrada a las células (transportadores de membrana) de sustancias como la glucosa, aminoácidos, etc.
- **Energética**: cuando el aporte de hidratos de carbono y grasas resulta insuficiente para cubrir las necesidades energéticas, los aminoácidos de las proteínas se emplean como combustible energético (1 gramo de proteína suministra 4 Kcal). De ello se deduce que "el hambre no debe saciarse sólo a base de proteínas", ya que estas se emplearán como fuente de energía y no para construcción de tejidos y otras funciones fundamentales para el buen funcionamiento de nuestro cuerpo.

## Metabolismo

Las proteínas corporales constituyen la gran parte de la masa corporal y para que ésta sea constante y se pueda renovar las debemos suministrar continuamente a través de los alimentos, ya que no se pueden sintetizar a partir de otros nutrientes, algo que sí consiguen las plantas a partir incluso del agua.

La digestión de las proteínas comienza en el estómago con la producción de pepsinas del jugo gástrico, y una vez en el intestino actúan una serie de enzimas del jugo pancreático (entre ellas el tripsinógeno, el quimitripsinógeno y la proelastasa,) las cuales rompen los enlaces peptídicos de los extremos de las proteínas, las digieren, y originan péptidos de varios tamaños y aminoácidos libres. Los enterocitos (células) de la pared intestinal liberan aminopeptidasas que dividen los péptidos liberando aminoácidos.

Los aminoácidos libres entran en las células de la mucosa intestinal, se absorben hasta la vena porta y se dirigen al hígado, donde tiene lugar el catabolismo de 7 de los aminoácidos esenciales, mientras que los 3 restantes son los ramificados que se degradan en músculo y en riñón. Todas estas reacciones se ven favorecidas por el calor.

El ser humano las ingiere ya formadas, bien sea directamente a través de los alimentos vegetales, o bien comiendo animales que anteriormente hayan comido plantas. Esta conclusión tan sencilla, de que a fin de cuentas todas las proteínas proceden de las plantas, ha motivado muchos de los movimientos por una alimentación mejor, más saludable y menos cruenta, ya que quizá sea más sencillo ir al principio de la cadena alimentaria, al vegetal, en lugar de cuidar animales para después comer su carne. Un dato en este sentido es que por cada kilo de proteína animal se necesitan siete de proteína vegetal. Un simple cálculo matemático nos dice enseguida que quizá el hambre humana se acabaría comiendo sencillamente los productos vegetales, especialmente los cereales, en lugar de cuidar miles de cabezas de ganado para tener que matarlos posteriormente. De hacerlo así, a buen seguro ganaríamos todos más salud.

**Necesidades**

Las necesidades proteicas recomendadas por la RDA se sitúan en torno a los 0,8 g/kg de peso a partir de los 19 años y de 1 g/kg entre los 11 y 14 años, aunque para los atletas con entrenamiento orientado a la fuerza se recomiendan hasta 2 g/kg. En actividades de resistencia también es necesaria una cantidad de proteína extra debido a la oxidación de aminoácidos de cadena ramificada en el músculo.

Cuando el ejercicio supera una cierta intensidad aumenta la excreción de urea, producto final del metabolismo de los aminoácidos, incrementándose de manera exponencial a los 100 minutos de ejercicio continuo a una intensidad moderada. Esto coincide con la reducción de glucógeno y una oxidación de aminoácidos. Para estos atletas se recomiendan cantidades proteicas entre 1,2 g y 1,4 g por kg.

**Proteínas=nitrógeno**

La presencia de nitrógeno en su composición las convierte ya en un componente especialmente interesante, mucho más si tenemos en cuenta que los otros dos nutrientes, los glúcidos y los lípidos, no lo contienen. Ahora sabemos que 16 gramos de nitrógeno contienen 100 gramos de proteínas, que el nitrógeno se descompone en amoníaco y que gracias a ellas podemos absorber la mayoría de los minerales. El hierro se une a la hemoglobina (una proteína) de la sangre, el yodo a la tiroglobulina del tiroides y el fósforo a la caseína de la leche, sin cuya unión sería imposible su metabolización.

Referente al nitrógeno (el cual se encuentra en cantidades insignificantes en algunas vitaminas), sabemos que penetra en el cuerpo a través de las proteínas, ya que el que inspiramos somos incapaces de aprovecharlo. Este nitrógeno no penetra en el cuerpo más allá de los pulmones, aparte de una pequeña cantidad que se disuelve en la sangre y que no afecta a su metabolismo. El que procede de los alimentos pasa por el hígado y sale después metabolizado por la orina en forma de urea. Otra forma de presentarse el nitrógeno en la orina es como amoníaco, el cual está presente en pequeñas cantidades y es el responsable del olor característico de la orina, aumentando su producción cuando es necesario para neutralizar la acidez.

El resto del nitrógeno sale a través de las heces por cuatro mecanismos diferentes:

1) Sólo digerimos un 90% de los alimentos y el resto, incluidas las proteínas, se elimina.

2) Los jugos gástricos segregados en el intestino disuelven las enzimas, un tipo de proteína, las cuales se absorben parcialmente en el intestino delgado, eliminándose el resto por heces.

3) Las células que recubren la pared intestinal se desprenden continuamente y son sustituidas por otras nuevas. Las células muertas son absorbidas de nuevo, aunque una pequeña cantidad también es eliminada en forma de proteína.

4) Las bacterias que pueblan el sistema digestivo están compuestas mayoritariamente de proteínas, existiendo también un recambio continuo.

5) La piel también contribuye a este recambio de nitrógeno ya que el pelo, las uñas y la misma piel, son ricas en proteínas, a lo que hay que sumar las pérdidas por el sudor y la sangre menstrual.

Como estamos viendo, las pérdidas de nitrógeno son constantes y por ello es necesario reponer las proteínas continuamente ya que, además, son vitales para restaurar todos los tejidos gastados y contribuir al crecimiento celular general. Si conseguimos un equilibrio entre ingesta y pérdida decimos que hay un "equilibrio en nitrógeno". En el supuesto de que el organismo esté creciendo o reparando tejidos, la excreción de nitrógeno disminuye para concentrarse en la reparación y hay entonces un balance positivo, circunstancia que se da igualmente en los deportistas, especialmente en los que trabajan su musculatura, y en las mujeres embarazadas que están formando un organismo nuevo.

El balance negativo de nitrógeno se da cuando una persona expulsa más nitrógeno del que ingiere y por tanto pierde masa muscular rápidamente. Estos casos se dan en los grandes quemados, las operaciones, los traumatismos y las infecciones con fiebre. Aunque en estos casos las pérdidas de nitrógeno son importantes, es mejor esperar a que se reponga el enfermo antes de administrar dosis suplementarias de proteínas, las cuales es posible que no puedan ser asimiladas.

Es más, es probable que el mismo organismo comience a retener nitrógeno, no lo elimine en absoluto, y pueda así compensarse de un modo natural las reposiciones. De todas formas y teniendo en cuenta que en el curso de una enfermedad se puede perder hasta un total de un kilo de proteínas corporales, quizá sea necesario su reposición forzada. El cálculo es sencillo: si son necesarios 40 gramos diarios para mantener los niveles normales de proteínas y se ingieren entonces 80 gramos, las pérdidas quedarán cubiertas en apenas tres semanas.

## Carne vs. vegetales

Los defensores de la alimentación cárnica sostienen que la carne es imprescindible para el aporte de proteínas, ya que tiene mayor valor biológico, esto es, su riqueza en aminoácidos esenciales es superior a las verduras. Esta teoría, mantenida desde el siglo XIX a causa de la visión subjetiva de un investigador llamado Justus Liebig, ha causado no pocos errores en la apreciación de los médicos. El origen es ciertamente malintencionado cuando enlazamos a este investigador con una marca de extractos de carne, lo mismo que también debemos unirle a otro "investigador" no menos popular conocido como Bouvril. Este hombre sacó al mercado un concentrado de carne, por lo que tenía un gran interés en asegurar a la población que la buena nutrición venía siempre en ese sentido. Ambos, manipularon a la opinión pública en una época en la cual la alimentación cárnica no encontraba hueco en el mercado alimentario.

Recién terminada la Segunda Guerra Mundial, con la población sumida en una hambruna que la diezmaba más que las enfermedades infecciosas, la agricultura intentaba suministrar los imprescindibles alimentos, entre los que destacaban las legumbres y cereales. Pero en esa época los ganaderos norteamericanos y argentinos necesitaban vender sus productos cárnicos, obviamente mucho más caros que los procedentes de la tierra, pero a ellos solamente les interesaba la venta, no la salud. Unos pocos médicos, adecuadamente sobornados, difundieron la creencia de que la carne era un alimento imprescindible, tanto para proporcionar hierro y vitamina B12, como para el adecuado suministro de proteínas. Pronto aportaron datos debidamente manipulados sobre el valor biológico de las proteínas cárnicas, superior según estos informes a cualquier otro alimento, incluidos el pescado, la leche y los huevos. Tan acertada fue esa manipulación que la carne se convirtió en el producto estrella de la alimentación humana, hasta tal punto en que las familias económicamente fuertes la compraban como alimento de primera necesidad, mientras que las clases menos favorecidas se sentían humilladas al tener que proporcionar a sus hijos "solamente" legumbres.

Con el paso de los años las doctrinas médicas no solamente no cambiaron, sino que se enraizaron aún más, pues los libros de texto contenían esas equivocadas teorías, por lo que las nuevas generaciones de médicos las asumían como ciertas, y ya sabemos que la opinión de un médico es para los enfermos poco menos que verdad infalible. Si observamos el menú de una boda, por ejemplo, veremos que el plato fuerte, el más importante, es la carne de vacuno; cuanto más cara mejor, pues detrás del precio dicen que está la calidad. Que esto ocurra ahora, en el siglo XXI, solamente indica que la manipulación efectuada a mediados del siglo XX ha dado resultado.

### ¿Proteínas de origen vegetal o animal?

Puesto que sólo asimilamos aminoácidos y no proteínas completas, el organismo no puede distinguir si estos aminoácidos provienen de proteínas de origen animal o vegetal, pero comparando ambos tipos de proteínas podemos señalar:

• Las proteínas de origen animal son moléculas mucho más grandes y complejas, por lo que contienen mayor cantidad y diversidad de aminoácidos. En general, su valor biológico es mayor que las de origen vegetal. Como contrapartida son más difíciles de digerir, puesto que hay mayor número de enlaces entre aminoácidos por romper. Combinando adecuadamente las proteínas vegetales (legumbres con cereales o lácteos con cereales) se puede obtener un conjunto de aminoácidos equilibrado. Por ejemplo, las proteínas del arroz contienen todos los aminoácidos esenciales, pero son escasas en lisina. Si las combinamos con lentejas o garbanzos, abundantes en lisina, la calidad biológica y aporte proteico resultante es mayor que el de la mayoría de los productos de origen animal.

• Al tomar proteínas animales a partir de carnes, aves o pescados, ingerimos también todos los desechos del metabolismo celular presentes en esos tejidos (amoniaco, ácido úrico, etc.), que el animal no pudo eliminar antes de ser sacrificado. Estos compuestos actúan como tóxicos en nuestro organismo. El metabolismo de los vegetales es distinto y no están presentes estos derivados nitrogenados. Los tóxicos de la carne se pueden evitar consumiendo las proteínas de origen animal a partir de huevos, leche y sus derivados. En cualquier caso, siempre serán preferibles los huevos y los lácteos a las carnes, pescados y aves. En este sentido, también preferiremos los pescados a las aves, y las aves a las carnes rojas o de cerdo.

• La proteína animal suele ir acompañada de grasas de origen animal, en su mayor parte saturadas, y se ha demostrado que un elevado aporte de ácidos grasos saturados aumenta el riesgo de padecer enfermedades cardiovasculares. El pescado, como contrapartida, aporta minerales, vitaminas y grasas poliinsaturadas presentes en los azules.

En general, recomiendan que una tercera parte de las proteínas que comamos sean de origen animal, pero es perfectamente posible estar bien nutrido sólo con proteínas vegetales. Eso sí, teniendo la precaución de combinar estos alimentos en función de sus aminoácidos limitantes.

El problema de las dietas vegetarianas en occidente suele estar más bien en el déficit de algunas vitaminas, como la $B_{12}$, o de minerales, como el hierro; pero simplemente añadiendo algas a la alimentación o huevos, además de mantener una flora intestinal adecuada, será suficiente para no tener carencias de esta preciada vitamina. No debemos olvidar que la vitamina B12 se forma gracias a la unión del cobalto con el factor intrínseco del estómago, además de la flora intestinal. Luego, nuestro hígado posee un reservorio para esta preciada vitamina.

Puesto que cada especie animal o vegetal está formada por su propio tipo de proteínas, incompatibles con los de otras especies, para poder asimilar las proteínas de la dieta previamente deben ser fraccionadas en sus diferentes aminoácidos. Esta descomposición se realiza en el estómago e intestino, bajo la acción de los jugos gástricos y las diferentes enzimas. Los aminoácidos obtenidos pasan a la sangre, y se distribuyen por los tejidos, donde se combinan de nuevo formando las diferentes proteínas específicas de nuestra especie. Sin embargo, la acción del calor para coagularlas es más importante que la acción de los jugos gástricos, tal y como se demuestra con la albúmina del huevo.

Una vez que las noticias manipuladas de los ganaderos han sido descartadas, en el sentido de que la carne de los animales es imprescindible para la alimentación humana, solamente nos queda una cuestión de gusto, paladar o costumbre social. Si todas las proteínas animales se han formado a partir de los vegetales no hay motivo para ensalzar la calidad de los alimentos cárnicos y despreciar los vegetales.

Los alimentos más ricos en proteínas son las carnes, los pescados, los huevos, la leche, los cereales, las leguminosas, los frutos secos y las algas, aunque prácticamente se pueden encontrar en cualquier clase de tejido vivo. Los cereales, por ejemplo, contienen hasta un 10% de proteínas, las espinacas un 2% y la carne un 21%, sin que la cantidad quiera decir calidad ya que, como veremos a continuación, no es la cantidad de proteínas lo que más nos debe preocupar sino otra serie de factores más importantes. Un ejemplo de ello lo tenemos en las patatas, las cuales con su apenas 4% de proteínas pueden cubrir más de la mitad de nuestras necesidades diarias.

Ningún producto que provenga de la naturaleza está carente de proteínas, salvo que la manipulación del hombre lo consiga modificar. El azúcar blanco, el industrializado, no contiene nada más que sacarosa, pero en su estado natural, en la remolacha o la caña de azúcar, sí contenía proteínas en suficiente cantidad como para constituir un alimento equilibrado; solamente la mano del hombre consigue alterar un alimento en sí mismo correcto. Y esto mismo lo podemos ampliar a las grasas, los aceites comestibles por ejemplo, los cuales son grasas puras en su comercialización pero no en su forma natural como aceitunas o semillas.

**He aquí algunos razonamientos que demuestran la inconveniencia de comer carne de mamíferos**

El ser humano no es un carnívoro en el sentido estricto de la palabra, ya que, entre otras cuestiones, no posee la flora intestinal adecuada para el consumo de carne, lo que da lugar a fermentaciones pútridas diarias. Las heces de una persona consumidora habitual de carne huelen mucho peor que las de un vegetariano y, sin embargo, la de los animales carnívoros apenas huele.

Un animal carnívoro tiene mucho más desarrollados los colmillos que nosotros, mientras que el hombre desarrolla más las muelas, adecuadas para masticar la fibra de los vegetales y cereales para convertirlas en papilla.

Los auténticos carnívoros no pueden mover lateralmente sus mandíbulas.

El intestino del ser humano es muy largo, adecuado para absorber lentamente los nutrientes, mientras que en los carnívoros es más corto y agresivo. Por ello puede disgregar y asimilar rápidamente grasas, huesos y tendones.

Los carnívoros tienen un hígado mucho mayor que los hombres y puede neutralizar mejor las toxinas presentes en las vísceras de los animales que han comido.

El hombre suda a través de la piel y elimina así muchas toxinas, mientras que los carnívoros lo hacen solamente por la lengua.

La saliva del hombre es muy abundante y gracias a ella comienza en la boca la digestión de los hidratos de carbono presentes en los vegetales. Los carnívoros no tienen en ella la enzima tialina necesario para este proceso.

El estómago de los carnívoros segrega mayor cantidad de ácido clorhídrico que el del ser humano, ácido que es necesario para la digestión de la carne. Muchas úlceras gastroduodenales vienen precisamente por la gran cantidad de ácido clorhídrico que se segrega para poder digerir la carne que se come. Cuando se suprime la carne se curan las úlceras.

La carne es un alimento procedente de cadáveres en estado de putrefacción. Su conservación es muy delicada, se corrompe con facilidad, acumula con frecuencia parásitos y bacterias (incluso mortales), y se hace necesario cocinarla y condimentarla para que sea agradable al paladar. En su estado natural es difícil de masticar, digerir y asimilar, salvo para los animales auténticamente carnívoros, quienes no gustan de la carne cocinada. Por contra, los vegetales se pueden comer crudos o cocinados, solos o mezclados con otros vegetales.

A los enfermos se les pone enseguida una dieta vegetariana, más saludable y digestible. Si es sana y nutritiva para los enfermos, lógicamente debe serlo igualmente para los sanos.

La dieta vegetariana no engorda, nos mantiene en el peso correcto.

Los vegetales no crean enfermedades por su consumo, pero las carnes producen enfermedades cardiovasculares, aumento del colesterol, artritis, fiebre aftosa, triquinosis, "vacas locas", exceso de ácido úrico, hipertensión arterial, etc.

La carne provoca adicción.

Para conseguir un kilo de carne de mamífero son necesarios SIETE kilos de cereales. Proporcionalmente, esos siete kilos de cereales bastarían para alimentar perfectamente a una persona sin necesidad de otros alimentos, mientras que ya sabemos que comiendo solamente carne no es posible la supervivencia. Si el hombre volviera a sus orígenes y dedicase las cosechas a su propio consumo, en lugar de alimentar con ellas al ganado, el hambre mundial quedaría corregida inmediatamente y hasta el aire estaría más saludable.

El consumo de carne produce agresividad. Los pueblos tradicionalmente carnívoros han sido desde siempre los más violentos.

**Valor de las proteínas**

Este término también ha dado lugar a numerosas confusiones en el sentido de confundir "valor" con utilidad de una proteína. Se dice que una proteína tiene mayor "valor biológico" que otra cuando está compuesta de una mayor proporción de aminoácidos esenciales y en base a ello se la engloba en una categoría superior, lo que es erróneo. Una proteína de alto valor biológico se supone que tiene la facultad de quedar retenida en el organismo para ser utilizada en la síntesis de los tejidos, mientras que las de menor valor biológico parece que no puedan ser utilizadas, por lo menos adecuadamente. Si fuera así tan sencillo, bastaría con tomar exclusivamente aquellos alimentos de mayor valor biológico, en cuanto a proteínas, para estar nuestras necesidades cubiertas. La leche, la carne y los huevos indudablemente tienen un alto valor biológico, como podemos ver en la siguiente tabla:

Leche materna: 100
Huevo entero de gallina: 100
Carne: 75
Pescado: 75
Leche de vaca: 75
Soja: 70
Arroz: 60
Trigo: 50
Leguminosas: 50
Maíz: 40

Pero hay dos factores que nos pueden hacer ver las cosas de otro modo: uno, que basta con mezclar arroz con patatas para lograr así una gran calidad biológica en las proteínas, lo mismo que mezclando varios cereales entre sí. Dicho de un modo más claro: mezclando productos vegetales siempre conseguiremos un gran valor biológico en las proteínas, además de aportar el resto de los nutrientes igualmente imprescindibles. La carne, a pesar de su gran valor biológico es un alimento desequilibrado, mucho más que los cereales.
Aunque muy olvidados por los expertos en nutrición, existen una serie de alimentos que contienen una riqueza en aminoácidos esenciales muy superior al de la carne, entre ellos: el germen de trigo, el polen, la jalea real, la levadura de cerveza, las semillas de sésamo, el mijo y las algas, los cuales pueden añadirse como complemento de cualquier dieta asegurándonos así una composición perfecta en cuanto a proteínas se refiere. Mezclando cereales con legumbres, legumbres con semillas, leche con cereales o pan con queso, podemos tener la seguridad de que nuestro organismo está recibiendo todos los nutrientes que necesita, incluidos los

aminoácidos no esenciales, los cuales aunque su erróneo nombre indique, son tan esenciales como los otros.

## Una clasificación más acertada

Además del valor biológico de una proteína existe otra clasificación, quizá más imprescindible, la cual deja las tablas anteriores en entredicho: nos referimos a la *Utilidad Neta de la Proteína* (NPU). Este dato se refiere no tanto a la cantidad de aminoácidos esenciales que contiene una determinada proteína, sino a la posibilidad que hay de que esa proteína pueda ser aprovechada por el organismo. De nada vale que una proteína sea completa si no la podemos metabolizar y aprovechar en su totalidad.

Las carnes, por ejemplo, tienen un valor biológico de 75 pero una utilidad neta de 65, lo que quiere decir que sus proteínas, aún estando compuestas de casi todos los aminoácidos esenciales posiblemente no puedan ser absorbidas. El huevo, por ejemplo, tiene una utilidad neta del 94%, el pescado un 80% y la leche del 82%, lo que indica ya su valor como alimento proteico, mucho más si lo mezclamos con cereales. Mezclando judías de un valor biológico de 40, con trigo que tiene 50, se consigue elevar su valor biológico al 70% y su utilidad neta al 95%, casi perfecto, ya que además es una mezcla que proporciona energía calorífica, la base de la vida.

Por otro lado, no todas las proteínas que ingerimos se digieren y asimilan. La utilización neta de una determinada proteína, o *aporte proteico neto*, es la relación entre el nitrógeno que contiene y el que el organismo retiene. Hay proteínas de origen vegetal, como la de la soja, que a pesar de tener menor valor biológico que otras proteínas de origen animal, su aporte proteico neto es mayor por asimilarse mucho mejor en nuestro sistema digestivo.

Y por último, no hay que olvidar que un alimento debe contener una mezcla lo más completa posible de elementos nutritivos, además de no causar daño con su consumo habitual. En este sentido está claro que la alimentación cárnica queda en desventaja respecto a la vegetal, ya que su contenido vitamínico y mineral es muy pobre, mientras que es demasiado rica en grasas saturadas, muy perjudiciales para la salud. Es también deficitaria en hidratos de carbono (imprescindibles para combustionar las proteínas) y su digestión genera, además, residuos tóxicos como las purinas o el ácido úrico, perjudiciales para la salud.

**¿Se deterioran las proteínas en el proceso de cocinado?**

Se ha hablado tanto de las pérdidas de vitaminas durante el cocinado y la conservación de los alimentos que apenas nadie sabe si las proteínas también se deterioran en nuestras cocinas. Aunque no existen tantas investigaciones como en el caso de las vitaminas sabemos que, por ejemplo, el aminoácido lisina es muy sensible al calor, pero mucho más lo es a la presencia de glucosa. Si empleamos un buen cereal como es el trigo y lo mezclamos con azúcar blanco para realizar un dulce, se produce inmediatamente una pérdida de lisina. Eso mismo ocurre cuando hacemos palomitas de maíz o trigo hinchado, el cual pierde parte de la lisina al ser sometido a las fuertes presiones del proceso y al calor extremo. Afortunadamente el hecho de mezclar cereales con leche de soja en el desayuno cubre este problema y la alimentación vuelve a ser completa.

**Absorción de los aminoácidos**

Como ya sabemos, las proteínas no se absorben como tales sino que lo hacen como aminoácidos. Estas sustancias hidrosolubles pasan por difusión a través de la pared del intestino y de ahí a la sangre, aunque un pequeño porcentaje se queda en el tejido linfático y de este modo pasan a la circulación en general.

La sangre cargada de aminoácidos entra en el hígado, donde se efectúan una serie de cambios metabólicos. Desde esta víscera se transportan a las células orgánicas para ser utilizados en la síntesis de las proteínas, factor prioritario para formar nuevas proteínas y así poder sustituir la fracción proteica perdida en el diario desgaste de los tejidos y para elaborar diferentes enzimas y hormonas.

Si los aminoácidos existen en ese momento en exceso con respecto a las necesidades de ese día, este exceso se podrá emplear como fuente de combustible inmediata o transformarse en glucosa y entrar en el metabolismo de los hidratos de carbono. EL resto pierde su grupo amino en el hígado y los riñones y forma amoniaco, que normalmente se combina con bióxido de carbono para formar la urea que se excretará por la orina.

Existen indicios de que algunas proteínas no se desdoblan en aminoácidos y que se absorben intactas, aunque su utilidad está muy disminuida y lo normal es que se excreten como tal pues el cuerpo no puede hacer uso de ella. Es más, UNA PROTEÍNA INTACTA PUEDE DAR LUGAR A PROBLEMAS TÓXICOS O ALÉRGICOS, INCLUSO GRAVES, especialmente si es absorbida a través del sistema respiratorio. Solamente en la lactancia y si el bebé ingiere leche materna, puede asimilar ciertas proteínas, en concreto globulinas, presentes en la leche, las cuales le aportarán ciertas defensas en los primeros meses de su vida.

Los aminoácidos que se absorben en exceso y aquellos que resultan de la demolición de las proteínas corporales pierden su grupo amino en el proceso de la desaminación a nivel hepático, formando la urea.

Parece ser que NH3 y CO2 se unen con el aminoácido ornitina y forman citrulina y esta a su vez forma arginina, la cual se hidroliza en el hígado por una enzima llamado arginasa para formar urea y reconstruir la ornitina anterior, ya que esta no se elimina por la orina.

## Cantidad de proteínas necesarias

Al igual que ya ha ocurrido con las grasas y los hidratos de carbono, la cantidad necesaria de proteínas que se necesitan en la alimentación humana está cambiando continuamente, según el investigador que hable. Si nos atenemos a las cifras recomendadas por los carnívoros, encabezados por Liebig (el de los extractos de carne,) los adultos necesitaríamos 1 gramo de proteína por cada kilo de peso. ¿70 kilos de peso?, pues 70 gramos de proteínas, ni una más ni una menos. Bueno, pues a los ganaderos norteamericanos y argentinos les debió parecer poco el consumo de carne de vacuno, ya que nos hablaron después de hasta 2 gramos por kilo de peso.

Y es que la ignorancia de la población no es casual sino manipulada, casi siempre por motivos puramente económicos. El día en que las vacas desaparezcan ya habrá alguien que nos convenza de que el alimento perfecto es la carne de ostra, siempre y cuando ese alguien cultive ostras y no champiñones.

La única manera correcta de conocer las necesidades diarias de proteínas es conociendo nuestras pérdidas, pero, aún así, no podríamos estar seguros de estar acertados, ya que parece ser que el organismo es capaz de retener proteínas cuando hay gran demanda. Una persona recién operada de un traumatismo o un deportista de elite, son dos ejemplos de aumento de la demanda la cual puede ser suplida en parte con un aumento de los hidratos de carbono, teniendo en cuenta la baja eliminación de proteínas que existe.

Una persona con una actividad física media necesitaría un mínimo de 33 gramos de proteínas útiles para cubrir sus necesidades y salvo circunstancias especiales como las mencionadas anteriormente, nunca debería sobrepasar los 50 gramos.

Existen, sin embargo, multitud de factores que aumentan nuestras necesidades proteicas, entre ellos los problemas emocionales (tristeza, estrés, irritabilidad, dolor o ansiedad), los cambios bruscos del clima o la sudoración abundante.

La abundancia de hidratos de carbono también puede causar un déficit de proteínas, ya que entonces la energía se extrae de ellas, lo mismo que un exceso de proteínas produce una mayor demanda de carbohidratos para que puedan combustionarse. Esto último ha sido la causa de que muchas personas mal aconsejadas hayan tomado una alimentación casi exclusivamente a base de proteínas, con batidos incluidos, en la creencia de que el organismo emplearía las grasas de reserva como energía y adelgazarían. Lo que si es seguro es que adelgazaron en salud y economía, ya que los kilos perdidos volvieron con gran celeridad.

## El recambio proteico

Las proteínas del cuerpo están en un continuo proceso de renovación. Por un lado, se degradan hasta sus aminoácidos constituyentes y, por otro, se utilizan estos aminoácidos junto con los obtenidos de la dieta, para formar nuevas proteínas en base a las necesidades del momento.

A este mecanismo se le llama recambio proteico, imprescindible para el mantenimiento de la vida, siendo la principal causa del consumo energético en reposo. También es importante el hecho de que en ausencia de glúcidos en la dieta de los que obtener glucosa, es posible obtenerla a partir de la conversión de ciertos aminoácidos en el hígado. Como el sistema nervioso y los leucocitos de la sangre no pueden consumir otro nutriente que no sea glucosa, el organismo puede degradar las proteínas de nuestros tejidos menos vitales para obtenerla.
Las proteínas de la dieta se usan, principalmente, para la formación de nuevos tejidos o para el reemplazo de las proteínas presentes en el organismo (función plástica.)

No obstante, cuando las proteínas consumidas exceden las necesidades del organismo, sus aminoácidos constituyentes pueden ser utilizados para obtener de ellos energía. Sin embargo, la combustión de los aminoácidos tiene un grave inconveniente: la eliminación del amoniaco y las aminas que se liberan en estas reacciones químicas.

Estos compuestos son altamente tóxicos para el organismo, por lo que se transforman en urea en el hígado y se eliminan por la orina al filtrarse en los riñones.

A pesar de la versatilidad de las proteínas, los humanos no estamos fisiológicamente preparados para una dieta exclusivamente proteica. Estudios realizados en este sentido pronto detectaron la existencia de importantes dificultades neurológicas.

Como pauta podemos admitir que necesitamos aproximadamente 0,6 gramos de proteínas por kilo de peso y que éstas pueden provenir de cualquier alimento que las contenga, sea vegetal o animal.

## Balance de nitrógeno

El componente más preciado de las proteínas es el nitrógeno que contienen. Con él, podemos reponer las pérdidas obligadas que sufrimos a través de las heces y la orina. A la relación entre el nitrógeno proteico que ingerimos y el que perdemos se le llama balance nitrogenado.

Debemos ingerir al menos la misma cantidad de nitrógeno que la que perdemos. Cuando el balance es negativo perdemos proteínas y podemos tener problemas de salud. Durante el crecimiento o la gestación, el balance debe ser siempre positivo.

## Cantidad de proteínas en los alimentos
(Expresadas en gramos/por cien)

| | |
|---|---|
| Bacalao seco y salado: 81,8 | Trucha: 18,2 |
| Germen de centeno 42 | Gambas: 17,3 |
| Soya 36.8 | Cangrejos: 17,3 |
| Caviar: 26,9 | Calamares: 16,4 |
| Sardinas en aceite: 25,3 | Jamón curado: 15,4 |
| Queso manchego: 25,0 | Queso blando: 15,0 |
| Atún: 24,2 | Avena 13 |
| Judías blancas: 22,0 | Palomitas de maíz 12.7 |
| Carne de caballo: 21,7 | Pulpo: 12,6 |
| Anchoas: 21,5 | Embutido de cerdo: 12,2 |
| Carne de vaca: 21,4 | Mejillones: 11,7 |
| Conejo: 20,4 | Huevo entero de gallina: 11,3 |
| Pavo: 20,1 | Almeja: 12,6 |
| Garbanzos 20 | Harina de trigo 10 |
| Salmón: 19,9 | Pan blanco: 9,3 |
| Hígado de ternera: 19,8 | Leche condensada: 8,1 |
| Merluza: 19,3 | Ostras: 5,8 |
| Pechuga de pollo: 19,2 | Yogur: 4,8 |
| Carne de ternera: 19,1 | Leche de vaca: 3,5 |
| Hígado de cerdo: 19,2 | Patata: 1,8 |
| Lenguado: 19,0 | Lechuga: 1,3 |
| Arenque: 19,0 | Leche de mujer: 1,03 |
| Almendra: 18,6 | Naranja: 0,8 |

A la vista de esta tabla ¿podemos seguir considerando que la carne de mamífero es imprescindible para aportarnos proteínas?

## El problema de los excesos

Es bien sabido que en los años de la última guerra mundial no existían apenas obesos en la población, salvo en las clases privilegiadas. Enfermedades ahora comunes, como la obesidad, la diabetes, la hipertensión o el exceso de ácido úrico, eran casos poco corrientes. Los llamados factores de riesgo nunca estaban relacionados con la alimentación y la sangre de la población tenía un rasgo común: era muy fluida. Junto a esta delgadez, comenzaron a surgir numerosos especialistas que indicaron cuáles eran las causas de la malnutrición de las gentes. Dijeron que la carencia de carne era la causa principal y preconizaron el consumo de carne de mamífero y sobre todo el pernicioso hígado, No había persona delgada a quien no le recomendasen su filete de hígado encebollado, algo verdaderamente difícil de ingerir y mucho menos de asimilar.

Para que sus opiniones fueran más contundentes atacaron duramente el consumo de pan (quizá el único alimento al alcance de todo el mundo,) lo mismo que pusieron en la picota a los pescados azules (eran indigestos, decían), recomendando la merluza y otras especies casualmente más caras. La buena alimentación parecía depender solamente de la clase social. Si hay dinero se podrá comer bien a partir de jamón serrano, merluza, solomillo y mariscos. Las legumbres, las hortalizas, las patatas guisadas y el pan de centeno, eran cosa de pobres y, por tanto, alimentos de segunda categoría. Una familia bien situada económicamente nunca te invitaría a comer patatas rellenas. El resultado de ello fue así: había una clase obrera fuerte, vigorosa, alimentada con productos de la tierra, y una clase pudiente, pálida, delgada y enfermiza.

Las autoridades sanitarias contribuyeron sensiblemente en esta ignorancia alimentaria, este culto desmedido a la proteína, y las carnicerías se prodigaron tanto como los bares. Un niño podía entonces dejar de comer la sopa de fideos, el arroz o las sardinas, pero el filete era cosa obligada sino quería recibir un castigo. Recuerden sino la imagen de un niño comiendo un bocadillo de chorizo: si no tenía hambre para todo al menos se le presionaba para que se comiera "lo de dentro" y que dejara el pan.

Esta postura en cuanto al valor nutritivo de las carnes y de las proteínas, se sigue manteniendo hoy en día y sino lo creen vean la importancia que le dan a la carne en las bodas y banquetes. Todo el mundo deja la guarnición de patatas con zanahoria, pero el solomillo desaparece de los platos enseguida.

Uno de los razonamientos que aún se mantienen es que el ser humano no dispone de ningún sistema para almacenar proteínas y el exceso tiene que ser forzosamente quemado. Por tanto, las reposiciones deben de ser diarias y en cantidad suficiente. Pero esto ha llevado a las gentes al extremo opuesto, al del exceso, y con él las consecuencias que vamos a comentar. Una alimentación cárnica continuada provoca unos capilares sanguíneos engrosados en su membrana basal, llegando a tener un diámetro hasta tres veces superior al de un vegetariano. El primer inconveniente de este engrosamiento es que la glucosa tiene dificultades para pasar a sangre y para lograrlo aumenta su presión mediante una hiperglucemia. A su vez, este engrosamiento de la membrana capilar dificulta el intercambio de oxígeno y para compensarlo aumenta el número de eritrocitos que mejoren la oxigenación. Una persona con exceso de carne en su dieta puede llegar a ver disminuido su intercambio de glucosa y oxígeno hasta un 80% con relación a una persona normal.

El exceso de proteínas, por tanto, provoca no solamente un engrosamiento de la membrana capilar, sino una disminución de su permeabilidad a causa del acumulo en ella de las proteínas. Este exceso provoca también una sangre muy espesa ya que todos los elementos proteicos de la sangre aumentan, como es el caso de la hemoglobina, el fibrinógeno o los eritrocitos, lo que provoca una alteración de la sangre que obliga a las proteínas a acumularse en las articulaciones y los riñones.

Si la alimentación sigue en esa línea de exceso de proteínas, las arterias empiezan a acumularlas en la parte interna y allí se mezclan con las lipoproteínas y el ácido úrico, comenzando a formarse un ateroma. Cuando con el paso de los años la saturación es crónica, hasta el hígado, la retina, la nariz y el apéndice, se constituyen en depósitos de proteínas, dando lugar a nuevas patologías.

Antiguamente esta plétora era percibida por los médicos los cuales aplicaban sangrías con bastante sabiduría a sus obesos pacientes. Bastaba una extracción de 400 cc de sangre para eliminar inmediatamente 200 gramos de proteínas. No nos debe extrañar que los hipertensos sangren frecuentemente por la nariz, ya que es una defensa natural de su organismo para restablecer el equilibrio.

Si lo de la sangría le parece un método cruento, bastaría un día de ayuno semanal o no comer carne para que en el plazo de un mes todo se normalizara.

El máximo de proteínas que podemos ingerir sin afectar a nuestra salud, es un tema aún más delicado. Las proteínas consumidas en exceso, que el organismo no necesita para el crecimiento o para el recambio proteico, se queman en las células para producir energía. A pesar de que tienen un rendimiento energético igual al de los hidratos de carbono, su combustión es más compleja y dejan residuos metabólicos, como el amoniaco, que son tóxicos para el organismo. El cuerpo humano dispone de eficientes sistemas de eliminación, pero todo exceso de proteínas supone cierto grado de intoxicación que provoca la destrucción de tejidos y, en última instancia, la enfermedad o el envejecimiento prematuro. Debemos evitar comer más proteínas de las estrictamente necesarias para cubrir nuestras necesidades.

Por otro lado, investigaciones muy bien documentadas, llevadas a cabo en los últimos años por el doctor alemán Lothar Wendt, han demostrado que los aminoácidos se acumulan en las membranas basales de los capilares sanguíneos para ser utilizados rápidamente en caso de necesidad. Esto supone que cuando hay un exceso de proteínas en la dieta, los aminoácidos resultantes siguen acumulándose, llegando a dificultar el paso de nutrientes de la sangre a las células (microangiopatía.) Estas investigaciones parecen abrir un amplio campo de posibilidades en el tratamiento a través de la alimentación de gran parte de las enfermedades cardiovasculares, que tan frecuentes se han vuelto en occidente, desde que se generalizó el consumo indiscriminado de carne.

**Factores que aumentan las demandas**

Existen también otros factores que aumentan nuestras necesidades proteínicas, entre los que están: problemas emocionales (ansiedad, irritabilidad, dolor, tristeza,) los cambios bruscos de clima, la sudoración abundante, el estrés, etc.

También podemos acusar un déficit si nuestra alimentación es pobre en hidratos de carbono, circunstancia que se da normalmente en personas sometidas a regímenes de adelgazamiento, en los cuales se suprimen la mayoría de los hidratos de carbono y se sustituyen por alimentos cárnicos. Tremendo error que conduce a la enfermedad, la desnutrición y a una bajada de peso momentánea.

# CAPÍTULO 2

## LOS AMINOÁCIDOS

Después de toda esta introducción más de un lector se preguntará qué tiene que ver las proteínas con los aminoácidos y el porqué de este largo preámbulo; pero lo que verdaderamente caracteriza a las proteínas es el estar compuestas de otras unidades menores unidas entre sí, llamadas aminoácidos. Es como un tren con muchos vagones. El tren en conjunto es la proteína, mientras que los vagones son los aminoácidos; sin ellos no hay proteína. Además, el número de vagones (aminoácidos) varía según la proteína a formar, lo mismo que su posición en la cadena. Cada aminoácido posee en su extremo dos grupos activos de átomos que facilitan algo que podría parecerse a una cadena: uno es el grupo amino y el otro el grupo ácido, de ahí su nombre, aunque hay dos, la hidroxiprolina y la hidroxilisina que no están distribuidos ampliamente entre las proteínas de los tejidos corporales y se encuentran entre las fibras blancas del tejido conjuntivo. Otra excepción está en la monoyodotirosina, la tisorina y la diyodotirosina, las cuales contienen yodo y se encuentran primariamente en la glándula tiroides y en la tiroglobulina, una de las proteínas de la glándula.
Si tenemos en cuenta que los aminoácidos resultan de la digestión de las proteínas es intranscendente que las proteínas sean de origen animal o vegetal, ya que todas se desdoblan en aminoácidos y cuando éstos se absorben a través de la pared intestinal son utilizados para formar nuevas proteínas. Por eso los elementos básicos son los aminoácidos y no las proteínas, aunque no todos deben ser aportados a través de la dieta. Las

31

células corporales pueden fabricar un aminoácido a partir de otro, como ocurre con la fenilalanina, la cual puede transformarse en tirosina simplemente introduciendo en ella oxígeno.

Este hecho ha motivado el que se establezcan dos grupos de aminoácidos, esenciales y no esenciales, aunque esta clasificación ha dado lugar a numerosos errores, ya que todos son esenciales y no siempre los no esenciales pueden ser fabricados por el organismo a partir de otros, lo que les da ya la clasificación de esenciales.

Los aminoácidos corporales son:

Glicina, alanina, valina, leucina, isoleucina, fenilalanina, tirosina, triptófano, ácido aspártico, ácido glutámico, serina, treonina, cistina, cisteína, metionina, arginina, histidina, lisina, prolina e hidroxiprolina.

## Clasificación

Después de toda esta introducción más de un lector se preguntará qué tiene que ver las proteínas con los aminoácidos y el porqué de este largo preámbulo; pero lo que verdaderamente caracteriza a las proteínas es el estar compuestas de otras unidades menores unidas entre sí, llamadas aminoácidos. Es como un tren con muchos vagones. El tren en conjunto es la proteína, mientras que los vagones son los aminoácidos; sin ellos no hay proteína. Además, el número de vagones (aminoácidos) varía según la proteína a formar, lo mismo que su posición en la cadena.

Cada aminoácido posee en su extremo dos grupos activos de átomos que facilitan algo que podría parecerse a una cadena: uno es el grupo amino y el otro el grupo ácido, de ahí su nombre, aunque hay dos, la hidroxiprolina y la hidroxilisina que no están distribuidos ampliamente entre las proteínas de los tejidos corporales y se encuentran entre las fibras blancas del tejido conjuntivo.

Otra excepción está en la monoyodotirosina, la tisorina y la diyodotirosina, las cuales contienen yodo y se encuentran primariamente en la glándula tiroides y en la tiroglobulina, una de las proteínas de la glándula.

Si tenemos en cuenta que los aminoácidos resultan de la digestión de las proteínas es intranscendente que las proteínas sean de origen animal o vegetal, ya que todas se desdoblan en aminoácidos y cuando éstos se absorben a través de la pared intestinal son utilizados para formar nuevas proteínas.

Por eso los elementos básicos son los aminoácidos y no las proteínas, aunque no todos deben ser aportados a través de la dieta. Las células corporales pueden fabricar un aminoácido a partir de otro, como ocurre con la fenilalanina, la cual puede transformarse en tirosina simplemente introduciendo en ella oxígeno.

Este hecho ha motivado el que se establezcan dos grupos de aminoácidos, esenciales y no esenciales, aunque esta clasificación ha dado lugar a numerosos errores, ya que todos son esenciales y no siempre los no esenciales pueden ser fabricados por el organismo a partir de otros, lo que les da ya la clasificación de esenciales.

## *GRUPOS*

Como se ha dicho, hay diferentes maneras de clasificar a los aminoácidos, siendo la más conocida la de aminoácidos esenciales y no esenciales, aunque esta clasificación ha variado con el tiempo.

No obstante, y como explicaremos reiteradamente, todos son imprescindibles para la vida.

### Esenciales:

Son aquellos que no produce el cuerpo y por lo tanto han de adquirirse a través de alimentos: histidina, isoleucina, leucina, lisina, metionina, fenilalanina, treonina, triptófano y valina.

### No esenciales:

Se pueden sintetizar y no dependen de la ingesta externa. Son los aminoácidos que sí produce el cuerpo: alanina, arginina, asparagina, ácido aspártico, ácido glutámico, cisteína, glicina, prolina, serina y tirosina.

### Condicionales:

Según las condiciones del individuo, estarán en una u otra clasificación. Son necesarios para paliar ciertas enfermedades o el estrés.

Son ocho: arginina, cisteína, glutamina, tirosina, glicina, ornitina, prolina y serina.

### Hidroxilados:

Los más abundantes son la hidroxiprolina y la hidroxilisina.

### Aminoácidos básicos:

Los aminoácidos básicos son la lisina, arginina e histidina. La lisina es esencial, y además el aminoácido limitante en las dietas basadas en cereales, muy extendidas entre la población mundial. La arginina y la histidina son esenciales para los niños. Estos aminoácidos son hidrofílicos, teniendo o no carga + en función del pH del medio. Son relativamente inestables, especialmente la lisina, pudiendo reaccionar con los carbohidratos a temperaturas elevadas.

### Por su función o destino metabólico:

Los aminoácidos que provienen de los alimentos pasan a formar parte de la reserva principal funcional o bien oxidarse, y si los juzgamos por su función o destino metabólico podemos distinguir:

## Glucogénicos:
Precursores de la glucosa. Todos los aminoácidos, excepto la lisina y la leucina, son al menos en parte, glucogénicos. Glicina, alanina, valina, leucina, fenilalanina, tirosina, aspartato, glutamato, prolina, arginina, serina, treonina.

## Glucocetogénicos:
Pueden transformarse en glucosa. Fenilalanina, tirosina, leucina, isoleucina, triptófano.
Producen acetil-coenzima A que posteriormente ayudará en la formación de lípidos, y los intermediarios del ciclo del acido cítrico que participará en la gluconeogénesis, estos aminoácidos formarán lípidos y carbohidratos.

## Cetogénicos:
Solamente se integran en el metabolismo de los lípidos. Generan sólo acetil-CoA o acetoacetil-CoA. Entre ellos, isoleucina, leucina, treonina.

## Alifáticos:
En este caso, su cadena lateral carece de enlaces dobles conjugados siendo alifática, es decir una cadena hidrocarbonada: Glicina, Alanina, Valina, Leucina, Isoleucina.
La prolina también tiene una cadena lateral de naturaleza alifática, pero difiere de los demás aminoácidos en que su cadena lateral está unida tanto al carbono alfa como al nitrógeno del grupo amino.

## Glicina
Es uno de los aminoácidos que más flexibilidad proporciona a las proteínas, ya que, al tener una cadena lateral pequeña,

no obstaculiza el movimiento de los aminoácidos que lo flanquean.

Alanina.
Es un aminoácido apolar y no puede participar en ningún mecanismo catalítico, por lo que tiene una función meramente estructural.

Valina.
También su función es estructural.

Leucina.
De cadena ramificada.

Isoleucina.
Es un isómero de la leucina con una cadena lateral igual pero los átomos se distribuyen de otra forma, pero presenta un segundo carbono asimétrico, siempre en configuración S.

**Aminoácidos con grupos R no polares o hidrofóbicos:**

Existen 8 aminoácidos que contienen grupos R no polares o hidrofóbicos. Aquí se encuentran la alanina, la leucina, la isoleucina, la valina, la prolina, la fenilalanina, el triptófano y la metionina. Estos aminoácidos son menos solubles en el agua que los aminoácidos con grupos R polares. El menos hidrófobo de esta clase de aminoácidos es la alanina, la cual se halla casi en la línea fronteriza entre los aminoácidos no polares y los que poseen grupos R polares.
Son aquel grupo de aminoácidos que su cadena lateral no tiene carga. En este grupo entran igualmente los alifáticos y los aromáticos.

**Polares**
Son aquellos que su cadena lateral tiene carga.

**Aromáticos:**
Su cadena lateral tiene enlaces conjugados. Son responsables de la absorbencia a 280nm, típica de las proteínas. Pueden actuar como aceptores de puentes de hidrógeno o formar interacciones con grupos cargados positivamente.
Fenilalanina, Tirosina, Triptófano.

**Aminoácidos con grupos R cargados positivamente:**
Los aminoácidos en los que los grupos R poseen carga positiva neta a PH 7, poseen todos seis átomos de carbono. Aquí se encuentran la lisina, la arginina y la histidina. Esta última tiene propiedades límite. A pH 6 más del 50 % de las moléculas de la histidina, poseen un grupo R cargado positivamente, pero a pH 7 menos del 10 % de las moléculas poseen carga positiva.

Lisina.
Capta hidrógenos y se carga positivamente a pH neutro.

Arginina.
Grupo guanidino.

Histidina.
Por su pH próximo a 7 es el catalizador ácido-base por excelencia en las enzimas. Tiene propiedades límite.

**Aminoácidos con grupos R polares sin carga:**
Estos aminoácidos son relativamente más solubles en el agua que los aminoácidos anteriores. Sus grupos R contienen grupos funcionales polares, neutros que pueden establecer enlaces de hidrógeno con el agua. La polaridad de la serina, la treonina y la tirosina se debe a sus grupos hidroxilos; la de la aspargina y la glutamina, a sus grupos amídicos y de la cistina a la presencia del grupo sulfhidrilo (-SH).
La glicola, a veces se clasifica como un aminoácido no polar.

La cistina y la tirosina poseen las funciones más polares de esta clase de aminoácidos, sus grupos tilo e hidroxilo fenólico tienden a perder mucho más fácilmente protones por ionización que los grupos R de otros aminoácidos de esta clase.

Serina.
Es un alcohol y forma parte esencial del centro catalítico de muchas enzimas.

Treonina.
También es un alcohol.

Cisteína.
Es un tiol y su función es similar a la serina y puede formar puentes disulfuro extracelulares.

Prolina.
En este caso la cadena lateral termina uniéndose por su extremo con el grupo amino del carbono alfa.

Asparagina.
Es la amida del ácido aspártico.

Glutamina.
Es la amida del ácido glutámico.

**Aminoácidos con azufre:**
Los dos aminoácidos azufrados son esenciales, la metionina estrictamente, mientras que la cisteína puede formarse a partir de la metionina (no al revés). Las dietas basadas en leguminosas pueden ser deficientes en estos aminoácidos. Además, ambos son bastante inestables frente a condiciones de oxidación. La cisteína es muy importante en el mantenimiento de la estructura terciaria y cuaternaria de la

mayoría de las proteínas mediante la formación de puentes disulfuro.

## Hidroxiaminoácidos:
Poseen un grupo alcohólico en su cadena lateral.
(Serina, Treonina)

## Tioaminoácidos:
Estimulan la producción de queratina.
(Cisteína, Metionina)

## Aminas secundarias:
(Prolina)

## Aminoácidos dicarboxilicos:
Los ácidos dicarboxílicos poseen especial relevancia en el metabolismo de las células.
 (Ácido aspártico, Ácido glutámico, Asparragina, Glutamina)

## Aminoácidos dibásicos:
Son los que tienen en su estructura dos grupos amino y un grupo ácido.
(Lisina, Arginina, Histidina)

## Aminoácidos no proteicos:
Algunos intermediarios metabólicos, así como ciertos neurotransmisores, tienen estructura de aminoácido, aunque no aparecen en las proteínas.
(Ornitina, Citrulina, Homocisteína, Homoserina, Dopa, Gaba)

## Proteinogénicos:
Se consideran importantes y esenciales para el correcto funcionamiento del organismo.
Son sustancias orgánicas caracterizadas por contener en su molécula un grupo amino (-NH2) y un grupo carboxilo (-COOH). De todos los aminoácidos naturales conocidos, los

más comunes son aquellos que forman parte de las proteínas y que están codificados en el material genético.

El material genético está formado por cadenas de nucleótidos, también llamados como bases nitrogenadas. Los nucleótidos que componen el ADN son la adenina (A), la timina (T), la guanina (G) y la citosina (C). Cada aminoácido está codificado en un codón, que es un grupo de tres nucleótidos. También existen codones que no codifican para aminoácidos, sino que actúan como señales para el inicio y parada de la transcripción.

Aunque se reconocen 23 aminoácidos proteinógenos, solo 21 están presentes en las células eucariotas.

**Levo y Dextro**

Todos los aminoácidos excepto la glicina, tienen el carbono alfa asimétrico, lo que les confiere actividad óptica; esto es, sus disoluciones desvían el plano de polarización cuando un rayo de luz polarizada las atraviesa. Si el desvío del plano de polarización es hacia la derecha (en sentido horario), el compuesto se denomina dextrógiro, mientras que si se desvía a la izquierda (sentido antihorario) se denomina levógiro. Un aminoácido puede en principio existir en sus dos formas (una dextrógira y otra levógira), pero en la naturaleza lo habitual es encontrar sólo una de ellas. Estructuralmente, las dos posibles formas de cada aminoácido se denominan configuración D o L dependiendo de la orientación relativa en el espacio de los 4 grupos distintos unidos al carbono alfa. Todos los aminoácidos proteicos son L-aminoácidos, pero ello no significa que sean levógiros.

Cualquier aminoácido, sea cual sea su origen, es idéntico a otro similar y ninguna proteína necesita tener una mezcla ideal de aminoácidos. Si una de ellas carece de un aminoácido determinado, esta carencia puede equilibrarse tomando proteínas de un alimento que contenga suficiente cantidad de ese aminoácido. La mezcla de diferentes alimentos suele ser mejor que la toma aislada de uno de ellos y en este sentido es de destacar que la mezcla de leche con pan sigue siendo una de las mezclas más perfectas, en cuanto a contenido de aminoácidos, que se puede realizar. El único problema es que la mezcla debe ingerirse simultáneamente, ya que no existe un lugar idóneo para el almacenamiento de aminoácidos en el cuerpo.

Si un alimento contiene un exceso de algún aminoácido no puede reservarse para cubrir posibles carencias; se elimina el exceso. Solamente en los casos en que todos los aminoácidos se presenten en las proporciones adecuadas en cada comida tendremos las proteínas necesarias para el organismo, aunque no hay que olvidar la peculiaridad de los aminoácidos "no esenciales", los cuales pueden ser sintetizados de diferentes maneras, aunque no existan en la dieta. Los otros, los "esenciales" no utilizados, pasarán a formar parte de la cadena energética aportando 4 kcal por gramo.

En los períodos en que el organismo atraviesa crisis funcionales (desnutrición aguda o crónica, traumatismos o trastornos articulares y/o musculares, alteraciones en el tracto gastrointestinal, hepatitis, afecciones renales, deficiencias cerebrales o nerviosas, etc.) o demandas extras por razones mecánicas (atletas, etc.) o cerebrales (estrés, exámenes, etc.), se produce aumento en el consumo de los aminoácidos, por lo que muchas veces conviene completar la dieta habitual por medio de la administración exógena de los mismos.

Por las mismas razones, la ingesta de alimentos que contienen aminoácidos significa además un extraordinario recurso preventivo, por cuanto incorpora al organismo mecanismos de fortalecimiento ante previsibles compromisos extra, sean éstos derivados de circunstancias especiales o de inevitables decadencias de las funciones orgánicas derivadas de la edad.

El organismo no almacena el exceso de aminoácidos que provienen de la dieta, lo que ocurre es que los transforma en intermediarios metabólicos comunes como son el piruvato, oxalacetato y a-cetoglutarato, es decir, que los aminoácidos van a ser precursores de la glucosa, ácidos grasos y cuerpos cetónicos, actuando como combustible y precursores metabólicos.

Los aminoácidos que provienen de los alimentos pasan a formar parte de la reserva principal funcional o bien oxidarse.

Cualquier aminoácido, sea cual sea su origen, es idéntico a otro similar y ninguna proteína necesita tener una mezcla ideal de aminoácidos. Si una de ellas carece de un aminoácido determinado, esta carencia puede equilibrarse tomando proteínas de un alimento que contenga suficiente cantidad de ese aminoácido. La mezcla de diferentes alimentos suele ser mejor que la toma aislada de uno de ellos y en este sentido es de destacar que la mezcla de leche con pan sigue siendo una de las mezclas más perfectas, en cuanto a contenido de aminoácidos, que se puede realizar. El único problema es que la mezcla debe ingerirse simultáneamente, ya que no existe un lugar idóneo para el almacenamiento de aminoácidos en el cuerpo.

Si un alimento contiene un exceso de algún aminoácido no puede reservarse para cubrir posibles carencias; se elimina el exceso. Solamente en los casos en que todos los aminoácidos se presenten en las proporciones adecuadas en cada comida tendremos las proteínas necesarias para el organismo, aunque no hay que olvidar la peculiaridad de los aminoácidos "no esenciales", los cuales pueden ser sintetizados de diferentes maneras, aunque no existan en la dieta. Los otros, los "esenciales" no utilizados, pasarán a formar parte de la cadena energética aportando 4 kcal por gramo.

En los períodos en que el organismo atraviesa crisis funcionales (desnutrición aguda o crónica, traumatismos o trastornos articulares y/o musculares, alteraciones en el tracto gastrointestinal, hepatitis, afecciones renales, deficiencias cerebrales o nerviosas, etc.) o demandas extras por razones mecánicas (atletas, etc.) o cerebrales (estrés, exámenes, etc.), se produce aumento en el consumo de los aminoácidos, por lo que muchas veces conviene completar la dieta habitual por medio de la administración exógena de los mismos.

Por las mismas razones, la ingesta de alimentos que contienen aminoácidos significa además un extraordinario recurso preventivo, por cuanto incorpora al organismo mecanismos de fortalecimiento ante previsibles compromisos extra, sean éstos derivados de circunstancias especiales o de inevitables decadencias de las funciones orgánicas derivadas de la edad.

El organismo no almacena el exceso de aminoácidos que provienen de la dieta, lo que ocurre es que los transforma en intermediarios metabólicos comunes como son el piruvato, oxalacetato y a-cetoglutarato, es decir, que los aminoácidos van a ser precursores de la glucosa, ácidos grasos y cuerpos cetónicos, actuando como combustible y precursores metabólicos.

## CLASIFICACIÓN POR SU UTILIDAD

- Polipéptidos
- Aminoácidos alifáticos (Glicina, Alanina, Valina, Leucina, Isoleucina)
- Aminoácidos aromáticos (Fenilalanina, Tirosina, Triptófano)
- Hidroxiaminoácidos (Serina, Treonina)
- Tioaminoácidos (Cisteína, Metionina)
- Aminas secundarias (Prolina)
- Aminoácidos dicarboxílicos (Ácido aspártico, Ácido glutámico, Asparragina, Glutamina)
- Aminoácidos dibásicos (Lisina, Arginina, Histidina)
- Aminoácidos no proteicos (Ornitina, Citrulina, Homocisteína, Homoserina)

La DOPA (dihidroxifenilalanina) es un precursor metabólico de la síntesis de catecolaminas, hormonas tiroideas y melanina.

También están las biomoléculas llamadas w-aminoácidos (*omega*-aminoácidos), por ejemplo, la *b*-alanina y el Gamma aminobutírico (GABA), importante neurotransmisor inhibitorio del sistema nervioso central.

## Oligopéptidos y polipéptidos

Cuando varios aminoácidos están unidos entre sí forman Péptidos, denominándose dipéptidos (2 aminoácidos), tripéptidos (3 aminoácidos), tetrapéptidos (4 aminoácidos), etc. En general, denominamos oligopéptidos cuando se trata de un número relativamente pequeño (en la práctica, hasta unos 40 aminoácidos) y de polipéptidos cuando el grado de polimerización es mucho mayor (que puede llegar hasta 1000 aminoácidos).

Todas las proteínas tienen una estructura polipeptídica, es decir, todas están compuestas por uno o varios polipéptidos, teniendo interesantes propiedades. La **TRH**, hormona liberadora de tirotropina, es un oligopéptido que posee una acción importante en el hipotalámico, lo mismo que la **Oxitocina** neurohipofisaria, un estimulador de la contracción uterina que se emplea para provocar el parto. O bien la **insulina**, hormona pancreática que consta de dos cadenas polipeptídicas unidas por dos disulfuros, encargada de la homeostasis de la glucosa junto con otra hormona pancreática, el **glucagon**, cuya estructura es también polipeptídica.

También son oligopéptidos muchos neutrotransmisores, como las **encefalinas**, agonistas fisiológicos de los receptores opiáceos, de gran parecido estructural.

Otro oligopéptido de gran importancia funcional es el **Glutatión** (GSH), cuya forma reducida posee interesantes efectos como antioxidante y para el mantenimiento de la hemoglobina en estado ferroso.

## AMINOÁCIDOS NEUROTRANSMISORES

Las aminas biógenas, las monoaminas, presentan aminoácidos como precursores, por lo que no es de extrañar que también los aminoácidos puedan funcionar como neurotransmisores. Sin embargo, presentan una tremenda diferencia con los neurotransmisores clásicos, y es que el papel como neurotransmisor de un aminoácido se reduce exclusivamente a su acción dentro del SNC, lo que pudiendo ser sorprendente es lógico por la abundante presencia de los mismos en un tejido como consecuencia del metabolismo intermediario.

En la actualidad, los aminoácidos reconocidos como neurotransmisores son cinco: **el ácido g-aminobutírico (GABA), la glicina, la taurina** y los aminoácidos ácidos, **ácido glutámico, ácido aspártico e histamina.** Los tres primeros, que son aminoácidos neutros, tienen un efecto inhibitorio mientras que los dos últimos son claramente excitatorios. El glutamato y el aspartato están presentes en altas concentraciones en el SNC y son liberados de forma dependiente del $Ca^{2+}$ ante estimulación eléctrica. Los sistemas de captación de alta afinidad se localizan en los terminales nerviosos de muchas vías neuronales.

### Aminoácidos excitadores

Se denominan aminoácidos excitadores a aquellos aminoácidos que actúan como neurotransmisores y que tienen un efecto específico de activación en los efectores, particularmente en las neuronas postsinápticas del sistema nervioso. Por ejemplo, el ácido **glutámico** y el **aspártico** son los típicos aminoácidos excitadores de nuestra corteza cerebral, estando involucrados en procesos tan diversos como la epilepsia, las lesiones cerebrales isquémicas y el aprendizaje, influyendo en el desarrollo de las conexiones sinápticas normales del cerebro. Su actuación es tan patente que podría ser que las grandes degeneraciones neurológicas, como el Alzheimer, pudieran deberse a una hiperactividad de los mismos.

El **glutamato** y sus enlaces relacionados estructuralmente, además de sus potentes efectos excitatorios en los receptores de glutamato, son potentes neurotoxinas. El glutamato y otros aminoácidos que actúan como neurotoxinas fue descubierto por primera vez en los años 70, donde estos agentes se suministraban oralmente a animales inmaduros. Se observó una neurodegeneración aguda en aquellas áreas poco protegidas por la barrera hematoencefálica, en especial el núcleo arcuato del hipotálamo. Los mecanismos neurodegenerativos son divergentes, y está implicada la activación de todas las clases de receptores ionotrópicos del glutamato.
Existe una estrecha correlación entre potencia neurotóxica y afinidad de los receptores de glutamato por una variedad de agonistas. Es decir, cuanto más capaz es un compuesto de despolarizar neuronas, mayor es la probabilidad de ese agente de causar toxicidad neuronal.

La implicación de los aminoácidos en la epilepsia es otra importante consecuencia a considerar. Asimismo, su deficiente actuación pudiera ser también una condición de los retrasos y dificultades en el aprendizaje y la memoria, como se pone de manifiesto en el primer caso por la utilización de sus antagonistas y en el segundo caso por el uso de sus agonistas.

El glutamato y el aspartato son aminoácidos no esenciales que no pueden cruzar la barrera hematoencefálica; por lo tanto, no son accesibles al cerebro mediante la circulación. En lugar de esto, son sintetizados a partir de la glucosa y una gran variedad de otros precursores. Se han localizado enzimas sintéticas y metabólicas para el glutamato y el aspartato en los dos principales compartimentos del cerebro; las neuronas y las células gliales.

El *síndrome del restaurante chino*, producido por la ingesta de altas cantidades de monosodio de glutamato utilizado como saborizante, origina, entre otros síntomas, dolor de cabeza, vasodilatación, mareo y náuseas.

**Aminoácidos inhibidores**

Se denominan aminoácidos inhibidores a aquellos aminoácidos que actúan como neurotransmisores y que tienen un efecto específico de inhibición en los efectores, particularmente en las neuronas postsinápticas del sistema nervioso. Por ejemplo, el ácido gamma-aminobutírico y la glicina son los típicos aminoácidos inhibidores del sistema nervioso.

**Gaba (inhibidor)**
El GABA se sintetiza a partir del ácido glutámico mediante la intervención específica de la ácido-glutámico-descarboxilasa (GAD), un sistema enzimático dependiente del fosfato de piridoxal, exclusivo de mamíferos y presente sólo en el sistema nervioso.
La primera diferencia entre los aminoácidos inhibidores y los excitadores es que el GABA y la glicina no tienen parecido metabólico ni estructural, como sí ocurre en el caso del ácido glutámico y el ácido aspártico.
El GABA está presente en altas concentraciones en muchas regiones cerebrales. Estas concentraciones son de alrededor de 1.000 veces mayor que las concentraciones de los neurotransmisores monoaminérgicos clásicos en las mismas

regiones. Esto está de acuerdo con las acciones potentes y específicas de las neuronas ricas en GABA en estas regiones. A la vista de la naturaleza ubicua del GABA en el SNC, no sorprende quizá su gran participación funcional.

Entre otras posibles implicaciones funcionales del GABA se sugiere que su alteración participa en los trastornos neurológicos y psiquiátricos de humanos, incluyendo la corea de Huntington, epilepsia, alcoholismo, esquizofrenia, trastornos del sueño y la enfermedad de Parkinson. La manipulación farmacológica del GABA es un enfoque efectivo para el tratamiento de la ansiedad, y ahora sabemos que las acciones anestésicas depresivas de los barbitúricos provienen de un aumento de la transmisión sináptica inhibitoria mediada por los receptores GABA.

El GABA se sintetiza a partir del ácido glutámico mediante la intervención específica de la ácido-glutámico-descarboxilasa (GAD), un sistema enzimático dependiente del fosfato de piridoxal, exclusivo de mamíferos y presente sólo en el sistema nervioso.

**Glicina (inhibidor)**

La glicina, por su parte, se forma a partir de la serina, otro aminoácido que a su vez se forma desde el ácido pirúvico, o lo que sería lo mismo, desde la glucosa en la etapa anterior al ciclo de Krebs. El precursor inmediato de la glicina es la serina, que se convierte en glicina por la actividad de la enzima serina hidroximetiltransferasa (SHMT).

La glicina es ampliamente reconocida como uno de los principales neurotransmisores inhibitorios en el SNC de vertebrados, especialmente la médula espinal. Al igual que el GABA, inhibe el disparo neuronal pero con características farmacológicas diferenciales. Entre los antagonistas más característicos se encuentra la estricnina, que se emplea como un potente veneno puesto que bloquea la actividad glicinérgica e impide la relajación de las estructuras esqueléticas. Los aminoácidos que pueden activar el receptor de glicina, incluyen la b-alanina, taurina, L-alanina, L-serina y prolina.

## Taurina (pequeño inhibidor)

La taurina es un aminoácido neutro en cuya composición entra a formar parte el azufre. Su nombre se deriva de Bos Taurus (bilis de buey) de la cual fue por primera vez aislada hace más de 150 años. La Taurina difiere de la mayoría de los otros aminoácidos, en que no se incorpora a las proteínas. Existe como un aminoácido libre en la mayoría de los tejidos animales y es uno de los aminoácidos más abundantes en el músculo, las plaquetas, y en el sistema nervioso en desarrollo. Se sintetiza a partir de la cisteína, que es otro aminoácido azufrado.

Parece que su papel inhibitorio se reduce a una actuación en la médula espinal, como la glicina. En comparación con la intensa actividad inhibitoria del GABA en el cerebro, la taurina solo tiene una débil acción depresora. Además de como neurotransmisor, actúa como un regulador de la sal y del equilibrio del agua dentro de las células y como un estabilizador de las membranas celulares. La taurina participa en la desintoxicación de químicos extraños y también está involucrada en la producción y la acción de bilis.

Se ha demostrado que la taurina posee una gran eficacia en el tratamiento de varias enfermedades comunes que luego veremos.

# CAPÍTULO 3

## LOS AMINOÁCIDOS, UNO A UNO

# Aminoácidos esenciales

### FENILALANINA
C9 H11 02 N

Al igual que otros aminoácidos que posteriormente analizaremos, la fenilalanina la podemos encontrar en forma Levógira o L y Dextrógira o D, según sea que el radical NH2 se encuentre a la izquierda o la derecha. Esta diferenciación es muy importante a la hora de sus aplicaciones terapéuticas, ya que según lo empleemos lograremos resultados diferentes.
En los alimentos lo encontramos como L-Fenilalanina y esta es la forma con la que el organismo es capaz de fabricar nuevas proteínas, siendo la forma D la que habitualmente se encuentra en los vegetales y las bacterias, aunque posteriormente es transformada por el cuerpo en la forma L, quedando una pequeña cantidad que se encuentra como DL, también con distintas aplicaciones.
La forma L-Fenilalanina se encuentra en grandes cantidades en el cuerpo humano, casi siempre unida a otras sustancias que también intervienen como neurotransmisores. Por ello, este aminoácido ejerce una importante función para regular la presión arterial y el consumo de oxígeno, los niveles de glucosa en sangre, las pulsaciones cardíacas, el metabolismo de los lípidos y el buen funcionamiento del sistema nervioso y cerebral. Parece ser que ejerce una labor vital en la

memoria y la agudeza mental, así como en los reflejos autónomos de defensa.

Interviene en la producción de la dopamina y la norepinefrina, lo que hace interesante su utilidad para regular los cambios del humor. También actúa sobre el centro hipotalámico del apetito, muy influido por la cantidad de norepinefrina corporal y la hormona colecistokinina.

La otra forma galénica habitualmente encontrada en ciertos compuestos dietéticos, la D-fenilalanina, no puede ser empleada como un precursor de los neurotransmisores ya que incluso puede que anule parte de su acción, lo que explicaría su propiedad de mitigar los dolores de tipo nervioso, como ocurre en las ciáticas y neuralgias. Hay quien asegura incluso que actúa de manera similar a la morfina ya que inhiben ciertos enzimas responsables del dolor.

Una tercera forma galénica que se comienza también a emplear es una mezcla de ambas, la DL-fenilalanina, la cual tiene las propiedades de ambas y no parece tener efectos secundarios. Tal es así que incluso la estamos viendo ya añadida incluso a bebidas refrescantes. Por tanto y si esto es así, la DL-fenilalanina tendría propiedades espectaculares para suprimir el dolor crónico en las enfermedades reumáticas, estimular la producción de las endorfinas, las cuales influyen en nuestro estado anímico y en la resistencia al cansancio, y hasta serían capaces de prolongarnos la vida.

Su eficacia como antidepresivo está siendo cada vez más estudiada, especialmente en las depresiones de los ancianos y aquellas que aparecen por falta de adaptación al medio. Y si como dicen la esquizofrenia no es sino una enfermedad depresiva, una profunda tristeza del individuo ante una sociedad que no le entiende, la DL-fenilalanina quizá se podría utilizar como preventivo para curarles. No obstante y dado que muchos de estos enfermos lo son como consecuencia a un tratamiento anterior con anfetaminas, se debería tener cuidado en su aplicación ya que es posible que la enfermedad se agudice, pues estimula ciertos neurotransmisores con efectos anfetamínicos. Por tanto, y aunque su efecto antidepresivo sea cierto deberemos tener precaución en utilizarla en enfermos especialmente nerviosos y agresivos, y emplearla solamente en aquellas depresiones que cursen con apatía al entorno social.

Sus acciones en la crisis depresiva podrían estar centradas en tres cambios: incrementar la cantidad de norepinefrina, mejorar la utilización de las endorfinas y estimular la acción de los neurotransmisores. Todo ello sin efectos adversos ni de rebote, por lo que la enfermedad depresiva puede mejorar sensiblemente después de un tratamiento con fenilalanina.

Funciones orgánicas:

Junto a la Tirosina actúa de manera decisiva en los procesos de pigmentación cutánea.

Mejora la agudeza mental y la memoria, especialmente en los ancianos.

Es un moderador del apetito de media mañana.

Regula el metabolismo de las grasas y de la glucosa, contribuyendo así a controlar el sobrepeso.

Colabora en la misión de los neurotransmisores nerviosos.

Ayuda a formar el colágeno y la elastina, actuando, además, como antiinflamatorio en las enfermedades reumáticas.

Corrige la dismenorrea y aumenta la libido en ambos sexos.

Es un eficaz antidepresivo al estimular la producción de endorfinas y norepinefrina.

Actúa como analgésico general.

Síntomas carenciales:

Vitíligo y canicie precoz.

Depresión endógena, ansiedad y falta de interés por el entorno.

Cataratas, congestión ocular.

Aumento de la sensibilidad al dolor, especialmente en las jaquecas y enfermedades inflamatorias.
Alteraciones graves de la conducta.
Aumento desmesurado del apetito con pérdida simultánea de energía.
Pérdida de la memoria y poca capacidad de concentración.

Aplicaciones no carenciales:

Cualquier alteración en las facultades intelectuales.
Disminución del apetito sexual.
Obesidad.
Artrosis y reumatismos dolorosos.
Inflamaciones traumáticas.
Falta de pigmentación cutánea o capilar.
Dolores en general.
Alteraciones del comportamiento y del carácter.

Notas de interés

Hoy en día existen numerosos preparados comerciales que contienen Fenilalanina (incluidas cremas bronceadoras,) y aunque no se han demostrado efectos secundarios deben abstenerse de tomarla las personas de carácter agresivo o muy nerviosas, así como los enfermos de fenilcetonuria, una enfermedad metabólica en la cual no se metaboliza la fenilalanina, existiendo siempre un exceso de ella en sangre.
Si se está en tratamiento médico por hipertensión, obesidad, depresiones, fenilcetonuria o antiinflamatorios, es mejor consultar a un médico experto en aminoácidos antes de ingerirla. Como siempre, el embarazo es un estado en el cual no se debe tomar ningún suplemento sin consultar al médico.
Sus efectos se potencian tomando Taurina y Tirosina, así como vitaminas C y B.

**Cantidad aproximada de fenilalanina por cada 100 gr de proteína:**

Huevo: 6,3
Hígado de vaca: 6,1
Avena: 5,5
Leche: 5,5
Harina refinada: 5,5
Trigo integral: 5,1
Soja: 5,3
Arroz: 5,0
Patata: 5,4
Cacahuete: 5,1
Pescado: 4,4
Carne: 5,0
Gelatina: 2,3
Maíz: 5,0
Pan: 5,0

**ISOLEUCINA**
$C_6 H_{13} O_2 N$

De sumo interés en los tratamientos dietéticos de preparación deportiva, este aminoácido ramificado esencial tiene una importancia extraordinaria por su efecto anabólico.
Aunque se absorbe bien en el intestino delgado, existen ciertos problemas en su transporte hacia las células musculares, por lo que no son raras las carencias, especialmente en individuos con gran actividad mental y física.
Comercialmente se extrae de la proteína de la leche, la remolacha y los huevos, recomendándose una media de 150-400 mg una vez al día.

Funciones orgánicas:

Junto a la Valina y la Leucina, ayuda al desarrollo muscular y estatural, por lo que se le considera un anabolizante no hormonal interesante, al mismo tiempo que acorta los tiempos de recuperación en estados de cansancio y es un buen energético para el deporte.

Colabora en el mantenimiento correcto del páncreas y el metabolismo de la glucosa e interviene activamente en la síntesis de las proteínas y la formación de hemoglobina.

Participa junto al ácido glutámico en el desarrollo de las funciones cerebrales.

Síntomas carenciales:

Normalmente los podemos encontrar centrados en el aparato muscular, el cual se desarrolla deficientemente, tanto en volumen como en peso de la masa muscular, generalizándose este desarrollo insuficiente a nivel de estatura, hormonal e intelectual.

También nos encontramos con anemia y mala recuperación ósea en las fracturas. Las hepatopatías de larga duración suelen ser las mayores responsables de este déficit ya que la síntesis de la albúmina se desarrolla en el hígado y sin esta proteína no se almacenan los aminoácidos en cantidad suficiente. La sangre y el plasma es un mal reservorio de este aminoácido.

Aplicaciones no carenciales:

Por su gran efecto anabolizante se utiliza en los deportes en los cuales es necesario un rápido desarrollo muscular, como el culturismo, en unión a otros aminoácidos ramificados y también unido al polen. En estos casos hay que tomarlo antes del entrenamiento, fuera de las horas de comida, ya que los otros aminoácidos de la dieta interfieren en su absorción por existir cierta incompatibilidad.

También lo podemos emplear para casos de fatiga intensa, ganar peso y en casos de atrofia muscular, como ocurre en la esclerosis múltiple, la distrofia muscular progresiva y las convalecencias prolongadas.
Es necesario para un mejor efecto unirlo a la Lisina, Arginina y la Valina.

Cantidad aproximada de isoleucina:

Huevo: 7,7
Leche: 7,5
Maíz: 6,4
Pescado: 6,5
Soja: 6,0
Carne: 6,0
Trigo integral: 4,0
Harina blanca: 4,2
Arroz: 4,8
Patata: 3,7
Cacahuete: 4,0
Avena: 4,8
Hígado de vaca: 4,8
Gelatina: 1,7

## LEUCINA
C6 H13 02 N

Es otro de los aminoácidos ramificados esenciales cuyas acciones son similares al anterior, la isoleucina, compartiendo casi las mismas propiedades farmacológicas, hasta tal punto que se les suele emplear siempre juntos. Lo podemos encontrar, por tanto, en los alimentos proteicos o en forma dietética para aplicaciones deportivas.
Este aminoácido proviene de la degradación de las proteínas gracias al fermento Tripsina, pudiéndose ser ingerido posteriormente en forma cristalizada sin alteración alguna,

incorporándose a la energía metabólica de las células. Aun así, una parte de él se pierde para elaborar la síntesis de la albúmina hepática, la cual servirá posteriormente como vehículo conductor hasta los tejidos adecuados.

Este tipo de aminoácido ramificado está en una proporción mucho mayor que el resto de los esenciales, al menos en cuanto a su propiedad de formar parte de las fibras musculares. Una manera de que el exceso de este aminoácido no se pierda, en el supuesto de que el músculo no lo necesite en ese momento, es realizar un entrenamiento o sobrecarga muscular media hora antes de ingerirlo, facilitando así la incorporación del aminoácido en la estructura del músculo. De hacerse así se logrará un aumento de la masa muscular mucho más rápido que sin realizar ejercicio.

Funciones orgánicas:

Actuar como anabolizante no hormonal, mejorando el desarrollo muscular.
Favorecer el crecimiento estatural de los niños, potenciando sus facultades intelectuales.
Favorecer la síntesis de las proteínas y la reparación de los tejidos dañados.
Estimular la formación del callo óseo y la cicatrización de las heridas.
Actuar como protector hepático, colaborando en la eliminación de toxinas.
Estimular la producción de endorfinas corporales.
Potenciar la acción de la vitamina B-1.
Actuar como reductor del azúcar en sangre, pudiendo considerarse un frenador de la acción de la insulina.

Síntomas carenciales:

Poco desarrollo muscular y estatural.

Poca resistencia al ejercicio y una lenta recuperación de la fatiga.
Mala resistencia a las infecciones y una lenta curación en los traumatismos.
Distonías endocrinas, especialmente pancreáticas.

Aplicaciones no carenciales:

Hepatopatías que cursen con carencia de proteínas, cansancio extremo y que esté causada por tóxicos o drogas.
Grandes quemaduras de piel que exijan una ayuda en la regeneración cutánea.
Todos los deportes de resistencia y muy especialmente aquellos en los cuales sea imprescindible una gran masa muscular rica en fibra.
Regímenes de adelgazamiento que puedan implicar flaccidez muscular.
Aumento del volumen mamario y de su consistencia.

Cantidades aproximadas de leucina:

Maíz: 15,0
Leche: 11,0
Patata: 9,6
Pescado: 9,5
Huevo: 9,2
Hígado de ternera: 8,4
Soja: 8,0
Carne: 8,0
Avena: 8,0
Trigo integral: 7,0
Harina blanca: 7,0
Arroz: 2,8
Cacahuete: 6,7
Gelatina: 3,5

## LISINA
C6 H14 02 N3

Es uno de los aminoácidos más estudiados y uno de los primeros utilizados por la medicina química por sus buenos efectos terapéuticos. Se utiliza como referencia para evaluar el contenido en aminoácidos esenciales de la dieta, para valorar el valor biológico de las proteínas alimentarias, así como para poner ejemplos de lo que sería una mezcla racional de alimentos completos. También y en sentido peyorativo, ha sido utilizado por los defensores de la alimentación cárnica para explicar las carencias de la alimentación vegetariana y su deficiencia en lisina.

Otra aplicación no menos importante de la Lisina es su papel como conductor de ciertos fármacos, facilitando no solamente su absorción sino incluso su biodisponibilidad, o lo que es lo mismo, que el medicamento unido al aminoácido pueda llegar con seguridad al órgano que nos interese. En este sentido, también posee cierta acción de retardo en su eliminación y es capaz de mantener los niveles en sangre del medicamento por más tiempo que si se administra sin él.

Un dato que hay que tener en cuenta es que, lo mismo que ocurre con otros aminoácidos, si se administra de forma individual puede entrar en competencia con otros y causar carencias, especialmente de la arginina; por eso es normal que los preparados dietéticos contengan ambos ya que así se evitan desequilibrios y se potencian la acción de los dos.

Sabemos que potencia la acción del ácido acetilsalicílico, que mejora la absorción del calcio y que es protegido por la vitamina C. No debe usarse en dosis mayores de un gramo por día, salvo que lo empleemos para tratar enfermedades muy específicas.

Funciones orgánicas:

Es un aminoácido esencial en el desarrollo infantil, no tanto a nivel muscular como de estatura, la cual estimula de una manera directa o por su acción indirecta sobre la hormona del crecimiento. En unión a la Carnitina facilita el desarrollo, mejora el apetito, estimula la quema de las grasas corporales y potencia las defensas corporales inespecíficas, especialmente contra los virus.

Es indispensable en la producción del colágeno, en el desarrollo muscular y en la producción de hormona del crecimiento, aunque este último efecto está limitado a los niños y apenas tiene acción en los adultos, aunque exista déficit de la hormona somatotropa.

Es vital en la producción de anticuerpos y para combatir las enfermedades virales.

Estimula la producción de los jugos gástricos en unión a la carnitina, mejora la fertilidad de los varones unido a la arginina y potencia la memoria juntamente con el ácido glutámico.

Activa la síntesis del colágeno en conjunción con la vitamina C y ayuda al hígado en su papel antitóxico.

Síntomas carenciales:

Básicamente se centra en los trastornos del crecimiento y la bajada en el nivel de defensas orgánicas.

También se pueden dar impotencia y frigidez.

Trastornos emocionales como irritabilidad, ansiedad, pérdidas de memoria espontáneas, ausencias y hasta esquizofrenia.

Náuseas y vómitos en el embarazo, digestiones lentas y pesadas, falta de acidez gástrica para digerir las proteínas.

Pérdida de la vaina de mielina y tendencia a la esclerosis múltiple.

Imposibilidad de eliminar los metales pesados presentes en el ambiente o los alimentos.
Herpes y alergias a cosméticos y bisutería.
Alopecia.
Vértigos por hipertensión arterial.
En la infancia, enfermedades eruptivas muy intensas.

Aplicaciones no carenciales:

Modificación de las crisis de herpes labial o genital
Tratamiento de las erupciones cutáneas causadas por estrés
Dificultad de concentración intelectual
Ojos rojos
Infertilidad

Contienen lisina los plátanos, apio, col, papaya, zanahorias, lechugas, higos, aguacates, patatas, uvas, maíz, pescado y pollo.

## TREONINA
C4 H9 02 N

Aminoácido esencial poco estudiado, aunque se le considera responsable del buen estado mental y emocional de las personas, así como de la absorción del resto de los aminoácidos. Actúa en sinergia con los aminoácidos glutámico en la agudeza mental, con la Lisina en el crecimiento estatural y con el Triptófano en lograr un sueño reparador. Con la vitamina C interviene en el sistema inmunitario, con el magnesio en la contracción muscular y la relajación, con el potasio en el equilibrio hídrico de las células y con el complejo B en el mantenimiento de una flora intestinal adecuada. Además, junto al Yodo mantiene el metabolismo activo y con el Inositol regula la cantidad de colesterol que hay en la sangre.

Las carencias de este aminoácido son frecuentes dado que se elimina en gran cantidad por el sudor y las heces.

Funciones orgánicas:

Interviene en el metabolismo del fósforo, en la formación del ATP y por ello es importante en la cadena energética.
Previene la degeneración grasa del hígado y le ayuda en su función de desintoxicación.
Regula la flora intestinal saprofita, impidiendo al mismo tiempo su degeneración y el desarrollo de bacterias patógenas.
Es importante en el metabolismo del calcio y ayuda a la formación de un buen esmalte dentario. También interviene en la formación y conservación del colágeno y la formación del callo óseo después de una fractura.
Mantiene la piel libre de arrugas y evita la aparición de espinillas en la juventud.
Regula el sistema nervioso.

Síntomas carenciales:

En la infancia podemos encontrar mala formación de la dentadura con aparición de caries precoces que no se solucionan con flúor.
Uñas débiles, frágiles y con manchas blancas que no responden al sílice ni al calcio. Su papel en el metabolismo del calcio es pues muy importante.
Hay trastornos degenerativos hepáticos con infiltración grasa y mala regulación del colesterol y las sales biliares.
Hay alteraciones de los capilares sanguíneos con varices y hemorroides en los hepáticos, así como una deficiente absorción del resto de los aminoácidos esenciales.
El enfermo se vuelve débil, con piel grasa, padece infecciones y trastornos digestivos continuos, siendo normal el que su personalidad se resienta y degenere en problemas

psíquicos graves. Afortunadamente las carencias se notan pronto y suele bastar una alimentación rica en proteínas para solucionarlo.

Aplicaciones no carenciales:

Cualquier alteración de la personalidad que curse con irritabilidad.
Todos los problemas dentales de la infancia e incluso como preventivo para una buena salud ósea.
Problemas de congestión ocular matutina, en unión a la vitamina B-2.
Todas las hepatopatías en unión a las vitaminas del grupo B.
Varices, fragilidad capilar, hemorroides y hemorragias nasales de los anémicos, unido a la vitamina C y K, ésta última si hay problemas hepáticos.
Infecciones de repetición en unión a la Lisina y la vitamina C.
Colesterol alto y arteriosclerosis, unido a la metionina.

Cantidad aproximada de treonina:

Patata: 6,9
Hígado: 5,3
Carne: 5,0
Huevo: 5,0
Leche: 4,7
Trigo integral: 3,0
Harina blanca: 2,5
Soja: 3,9
Arroz: 3,8
Cacahuete: 1,6
Avena: 3,0
Pescado: 4,7
Maíz: 3,7
Pan: 2,8

# METIONINA
C5 H11 02 NS

Aminoácido esencial empleado primeramente como agente lipotrópico por su eficaz acción sobre la célula hepática, se le considera ahora como un buen antioxidante capaz de impedir los efectos tóxicos de los radicales libres.
Rico en azufre y carbono es un agente necesario en la estructura de los ácidos nucleicos y la formación del colágeno, formando parte también del glutatión reducido, un tripéptido con importantes acciones sobre el hígado, los radicales libres y la energía.

Funciones orgánicas:

Junto a la vitamina B-12 interviene en la síntesis de las proteínas.
En un desintoxicante general, aunque con una marcada acción positiva en la intoxicación por metales pesados, entre ellos el plomo.
Bloquea la acción de la histamina cuando ésta se encuentra en cantidades altas en sangre.
Es un estimulante en la producción de lecitina por parte del hígado, actuando, además, como controlador en el nivel de grasas hepáticas.
Su acción como antioxidante le confiere interesantes propiedades para la prevención contra el cáncer.
Controla los niveles sanguíneos del cobre orgánico y ayuda a metabolizar el selenio.
Junto con el azufre es un eficaz reductor de los problemas cutáneos producidos por intoxicaciones ambientales.
Favorece la producción de endorfinas, contribuyendo así a proporcionar un estado placentero.
Evita los daños producidos por las radiaciones.
Mejora la producción de la hemoglobina y las tasas de anticuerpos y globulinas.

Actúa en el sistema nervioso manteniendo la integridad de los nervios y facilitando la conducción nerviosa.

Es decisiva en el crecimiento de las uñas, pelo y en la regeneración cutánea.

Su presencia ayuda a la producción de hormonas a nivel pancreático, siendo necesaria por tanto en la diabetes.

Regula las tasas de colesterol a través de su efecto sobre la bilis, evitando los efectos perniciosos de las grasas saturadas.

Es un antitóxico ambiental y mejora el metabolismo de la mayoría de las vitaminas del grupo B.

Es necesaria para la producción de la adrenalina, en unión a la fenilalanina y la tirosina, interviniendo también en la formación de las hormonas tiroideas.

Unida a la arginina evita el envejecimiento prematuro de los varones, especialmente cuando está relacionado con la potencia sexual.

Se puede emplear con eficacia en:

Intoxicaciones por metales pesados, tanto los ingeridos como los ambientales.

Colesterol elevado, exceso de grasas saturadas en la dieta y sus consecuencias como arteriosclerosis o hígado graso.

Obesidad por excesos de grasas animales en la dieta.

Alopecia, acné y piel grasienta.

Insuficiente defensa contra las infecciones.

Retención urinaria y edemas.

Alcoholismo, tabaquismo y estrés.

Anemia por carencia de ácido fólico.

Psoriasis y cualquier problema de piel que pueda beneficiarse de un tratamiento rico en azufre orgánico.

Cantidad aproximada de metionina:

Pescado: 3,2
Carne: 3,2

Leche: 3,2
Hígado de vaca: 3,2
Maíz: 3,0
Avena: 2,0
Patata: 2,0
Trigo integral: 2,0
Harina blanca: 1,5
Soja: 1,7
Arroz: 1,6
Cacahuete: 1,0
Gelatina: 0,8
Huevo de gallina: 4,0

## TRIPTÓFANO
C11 H12 03 N2

Es uno de los aminoácidos esenciales más importantes de todos, no solamente en la formación de proteínas específicas, sino en su papel sobre los neurotransmisores. Además, es el único aminoácido junto a la L-Glutamina, que es capaz de atravesar la barrera hemato encefálica y llegar activo al cerebro. Como sabemos, esta barrera es una extraordinaria defensa que posee el organismo para salvaguardar tan delicado órgano.

Aunque su importancia en la dieta apenas si fue tenida en cuenta, la medicina lo usó durante bastantes años para tratar problemas intelectuales, como es la enfermedad de Down y la oligofrenia, unido al ácido glutámico. Después sus aplicaciones abarcaron desde problemas del sueño, depresiones e insuficiencias circulatorias en general y de manera especial las cerebrales del anciano. De todas maneras, no es el único aminoácido con acción sobre el sistema cerebral, aunque sí es el único que llega de manera directa, sin modificar. Otros nutrientes como la Colina o la Tirosina, tienen importantes acciones en este campo pero deben llegar modificados o a través de complejos sistemas hormonales.

El hecho de ser un aminoácido que debe aportarse mediante los alimentos le da aún más valor, mucho más si tenemos en cuenta que es muy inestable al calor y que incluso en alimentos ricos en proteínas se encuentra en cantidades muy pequeñas, dando lugar a carencias con mucha facilidad.

Funciones orgánicas:

Es el precursor de diferentes neurotransmisores, entre ellos la serotonina, la cual depende esencialmente de los niveles de triptófano que le lleguen. Estos niveles suelen ser muy bajos (y esto explicaría la gran cantidad de personas que padecen insomnio) ya que están interdependientes a su vez de la cantidad de ácido nicotínico que exista en la dieta, la cual emplea al aminoácido para su síntesis. Por tanto, si a la poca cantidad que existe en los alimentos y lo poco estable que es al calor, añadimos las demandas requeridas para la síntesis de la vitamina PP, comprenderemos la necesidad de tomar suplementos de este aminoácido.

Este efecto debe ser tenido muy en cuenta cuando tratemos enfermedades carenciales en Nicotinamida, como la pelagra o seudo pelagra, ya que una carencia de triptófano puede aumentar las avitaminosis y hacerla difícil de solucionar.

Su dependencia es aún mayor si tenemos en cuenta que las posibilidades de que pueda ser utilizado en el organismo dependen también de la proporción del resto de los aminoácidos esenciales, en especial la tirosina y la fenilalanina, los cuales como sabemos intervienen también en la misión de favorecer la acción de los neurotransmisores.

Pero no acaban ahí todos los problemas de este decisivo aminoácido, ya que incluso la dieta le afecta mucho, especialmente si es rica en carbohidratos y pobre en proteínas. Si la alimentación es rica en azúcares se incrementa el nivel de serotonina, la cual demanda mayor cantidad de triptófano para elaborarse. Este aumento puede darse si no ha sido utilizado previamente para otros requerimientos corporales, como puede ocurrir en los trabajos intelectuales intensos, los cuales aprovechan la facultad del aminoácido para atravesar la barrera cerebral e incorporarse así rápidamente a las demandas. No hay pues metabolización previa, ni problemas que puedan interferir su acción.

No obstante, este efecto puede ser utilizado en nuestro beneficio ya que si como sabemos el triptófano es un inductor al sueño podemos tomar una comida rica en hidratos de carbono si queremos tener un sueño placentero o rica en proteínas si deseamos estar alerta en ese momento. Por tanto, y como efecto secundario añadido, una moderada ingestión de hidratos de carbono a media mañana, junto a un suplemento de triptófano, evitará que se declare un apetito excesivo por ansiedad, contribuyendo así a adelgazar.

Síntomas carenciales:

Aunque no de una manera absoluta, como ocurre en las avitaminosis, la carencia de triptófano puede dar lugar a una gama muy extensa de patologías o al menos que la administración del aminoácido puede solucionar problemas aunque no sean estrictamente carenciales. Su acción sobre los neurotransmisores permite tratar con éxito aquellas enfermedades cardiovasculares en las cuales el estrés se manifieste con ansiedad, taquicardias o arritmias, con mucho más motivo cuando no existan alteraciones en la pared arterial, como ocurre en la arteriosclerosis. El angino espasmo, dolor precordial que se percibe en la crisis de la angina de pecho, es una buena aplicación para tomar triptófano.

Sin embargo, será su utilidad en el tratamiento del insomnio crónico o circunstancial la que más importancia ha adquirido en los últimos años, aunque por desgracia no ha conseguido ocupar un lugar de preferencia entre el arsenal farmacéutico. Hay quien opina que el problema es que si se hubiera comercializado y dada su gran efectividad e inocuidad, hubiera dejado obsoletos a preparados farmacéuticos de consumo millonario. De ser así, una vez más el enfermo -el consumidor- se ha visto seriamente perjudicado por maniobras comerciales de los laboratorios.

Las experiencias dejan bien claro que una pequeña dosis de triptófano antes de irse a la cama provoca una discreta somnolencia que invita a dormir. Este efecto es totalmente inocuo, reversible si la persona se esfuerza, pudiendo ser administrado incluso a niños o enfermos graves sin ningún efecto secundario, ni en ese momento ni al despertarse, lo cual se realizaba con total relajamiento y sin el embotamiento de los somníferos habituales. Además, las experiencias que se hicieron con medidores de las ondas cerebrales durante el sueño comprobaron que el sueño era profundo, sin alteraciones del ritmo e incluso sin pesadillas, algo que nunca lograron los medicamentos. Tampoco existe hábito o dependencia del producto una vez suspendido el tratamiento, lográndose, además todos los demás beneficios que aporta un suplemento de este aminoácido esencial.

Otra gran ventaja (y van...) del triptófano es que puede ser tomado durante el día como relajante, ya que no provoca sueño en las horas diurnas, pudiéndose incluso conducir ya que la alerta intelectual y los reflejos no quedan disminuidos. El triptófano actuaría solamente cuando el individuo deseara dormir y no en cualquier momento.

Sus efectos sobre el psiquismo y el sistema nervioso le llevan a ser también un buen tratamiento contra la ansiedad, la irritabilidad e incluso la depresión, quizá por su dependencia de otros aminoácidos antidepresivos como la tirosina y la fenilalanina. Juntos constituyen uno de los remedios más eficaces y rápidos que existen para el tratamiento de las crisis depresivas y todo sin efectos secundarios.

Quizá sea su acción conjunta con estos aminoácidos o por el estímulo que supone a la producción de serotonina y endorfinas, lo cierto es que las aplicaciones como antidepresivo del triptófano son muy notables. Esta acción sobre las hormonas endógenas es bastante más amplia de lo que a primera vista parece, ya que si como sabemos influye sobre ellas es lógico pensar que el abanico de posibilidades terapéuticas es enorme. Las últimas experiencias nos hablan de que una dosis de triptófano diaria puede servir para aumentar la tolerancia al dolor y si es así no solamente nos podríamos encontrar con un nuevo analgésico, ahora más inocuo que los anteriores, sino que podríamos conseguir reducir la dosis de morfina en los enfermos de cáncer, efecto suficientemente importante como para que fuera digno de un estudio serio.

También sabemos que es útil para tratar trastornos de la conducta, en especial manías o fobias, así como neurosis y neurastenias que hasta ahora solamente se pueden tratar con ansiolíticos, una terapia demasiado generalizada para que pueda ser eficaz en problemas tan dispares. No se sabe si ciertamente la mayoría de las enfermedades del comportamiento se deben a carencias de algún elemento nutritivo, como pudiera ser un aminoácido, o alteraciones orgánicas aún no definidas, pero lo que parece lógico pensar es que si hay componentes naturales que son capaces de mejorar estas enfermedades es porque aún no sabemos casi nada del cuerpo humano. Por tanto, parece sensato administrar en primer lugar alguno de estos nutrientes inocuos.

Aplicaciones no carenciales:

Cualquier tipo de dolor, sea crónico agudo, como terapia sola o combinada con los fármacos habituales, lo que permitirá reducir la dosis de éstos.
Insomnio crónico o para quitar poco a poco la dependencia a las hipnóticos utilizados.
Para tratar problemas de ansiedad o emocionales que cursen con tristeza, apatía, depresiones o neurosis.
En casos de bulimia y anorexia nerviosa.

Síndrome carcinoide.
Psicosis y comportamiento agresivo.
Temblores del Parkinson.

Cantidad aproximada de triptófano:

Patata: 2,1
Huevo: 1,7
Hígado de vaca: 1,5
Soja: 1,4
Avena: 1,3
Pan: 1,2
Trigo integral: 1,2
Harina: 0,8
Arroz: 1,3
Cacahuete: 1,0
Pescado: 1,2
Maíz: 0,6

## 5-HTP

Una forma activa se encuentra en la planta Grifonia simplicifonia que contiene L-5-Hydroxytryptofane (5-HTP), un metabolito del aminoácido y precursor directo del neurotransmisor inhibidor de serotonina. El 5-HTP aumenta el nivel de serotonina en el cerebro con eficacia. La absorción intestinal del 5-HTP es muy elevada (del orden del 70%) y, al no requerir la presencia de moléculas transportadoras, no se ve afectada por la presencia de otros aminoácidos dietéticos que pudieran competir por esos mismos transportadores. Por esa razón, puede tomarse con comidas sin que su efectividad se vea reducida.
El 5-Hidroxitriptófano (**5-HTP**), también conocido como oxitriptan (INN), es un aminoácido precursor intermediario de la biosíntesis de los neurotransmisores serotonina y melatonina a partir del triptófano.

El 5-HTP se vende en Estados Unidos y Canadá y Canadá como un suplemento dietético, con acciones como antidepresivo, y de ayuda al sueño.

Varios ensayos clínicos doble ciego han demostrado la eficacia del 5-HTP en el tratamiento de la depresión, aunque la calidad de estos estudios ha sido cuestionada.

El 5-Hidroxitriptófano se descarboxila a serotonina (5-hidroxitriptamina o 5-HT) por la enzima L-aminoácido aromático descarboxilasa utilizando la vitamina B6 como cofactor enzimático.

Esta reacción se produce tanto en el tejido nervioso como en el hígado. 5-HTP atraviesa la barrera hematoencefácilca, pero su producto, la 5-HT, no. El exceso de 5-HTP, especialmente cuando se administra con vitamina B6, se cree que se metaboliza y se excreta.

La acción psicotrópica de 5-HTP se deriva de su efecto sobre la producción de serotonina en el SNC concretamente, el 5-HTP aumenta la producción de serotonina. Por lo tanto, se ha utilizado para tratar enfermedades, como la depresión, para las que la falta de serotonina se cree que es un factor primordial.

Se ha demostrado que la administración conjunta con carbidopa aumenta en gran medida los niveles sanguíneos de 5-HTP. Sin embargo, varios estudios han demostrado que el 5-HTP es efectivo incluso sin un inhibidor de la decarboxilasa periférica (carbidopa, por ejemplo). Otros estudios indican el riesgo de sufrir una esclerodermia como resultado de la combinación de 5-HTP y carbidopa.

Aunque el 5-HTP no se encuentra en los alimentos en cantidades significativas, es un intermediario que participan en el metabolismo del triptófano, el triptófano se encuentra en abundancia en el pavo, leche, patatas, calabaza y verduras diversas. A menudo se vende como un complemento dietético, que se obtiene de las semillas de la leguminosa Griffonia simplicifolia. Se vende normalmente en cápsulas vegetales o de gelatina de 50 mg ó 100 mg.

Se ha demostrado un efecto beneficioso del 5-HTP en las siguientes patologías:
Fibromialgia primaria,
Ataxia de Friedreich, cefaleas crónicas (primarias o de otro tipo), depresión, ansiedad, ingesta compulsiva asociada con la obesidad y el insomnio.

Una revisión bibliográfica en 2001 encontró que de 108 estudios sobre el 5-HTP publicados entre 1966 y 2000, sólo dos cumplían las normas de calidad mínima exigidas por los autores del estudio para su inclusión en el trabajo. Estos dos estudios no se referían a 5-HTP exclusivamente, sino que combinaban los resultados obtenidos del 5-HTP y del triptófano de forma conjunta. Estos trabajos demostraron una mejora significativa sobre el grupo tratado con placebo en el tratamiento de la depresión, aunque los autores afirman que las pruebas no fueron concluyentes y que existen alternativas terapéuticas con antidepresivos que han demostrado ser eficaces y seguros. Luego, la utilidad clínica del 5-HTP y el triptófano es dudosa.

**Posibles riesgos y efectos secundarios**

Debido a que el 5-HTP no se ha estudiado a fondo en un entorno clínico, los posibles efectos secundarios e interacciones con otros fármacos no se conocen bien.

La administración de serotonina se ha demostrado que aumenta el riesgo de la enfermedad de las válvulas del corazón en animales de experimentación. El 5-HTP no se ha sometido a un protocolo de experimentación similar pero su conversión periférica en serotonina podría provocar los mismos daños cardiacos. El 5-HTP oral da lugar a un aumento en orina de 5-HIAA, un metabolito de la serotonina, lo que indica que el 5-HTP se metaboliza periféricamente a serotonina, y que luego se metaboliza a 5-HIAA. Esto podría provocar un falso positivo en las pruebas en busca del síndrome carcinoide.

El 5-HTP puede causar hipertensión mediante el aumento de la actividad de la renina plasmática si no se administra conjuntamente con un inhibidor periférico de la L-aminoácido aromático decarboxilasa, como carbidopa o benserazida.

Evidencias directas e indirecta de los posibles riesgos (aún no comprobadas) de los efectos secundarios asociados a una sobredosis con el 5-HTP:

Daños de las válvulas cardiacas o fibrosis cardiaca.

Cuando se combina con inhibidores de la MAO, ISRSs, el 5-HTP puede provocar el síndrome serotoninérgico agudo.

Cuando se combina con carbidopa (como un tratamiento para los síntomas de la enfermedad de parkinson), el 5-HTP produce náuseas y vómitos, aunque esto se puede aliviar con la administración de granisetrón.

## VALINA
C5 H11 02 N

Aminoácido esencial ramificado empleado conjuntamente con otros similares en los tratamientos para el desarrollo muscular. Sus efectos por tanto son muy rápidos y decisivos, ya que se incorporan de manera inmediata a la estructura muscular, siempre y cuando guardemos las precauciones necesarias: emplearlos de manera aislada, sin mezclar con otros compuestos o aminoácidos que puedan dar lugar a competencias (esto incluye tomarlos alejados de las comidas), y para un efecto más intenso hay que realizar ejercicio muscular media hora después.

Al no necesitar la acción del hígado para su metabolismo este tipo de aminoácidos se comportan como una hormona anabolizante, aunque por supuesto sin ninguno de sus efectos secundarios.

Juega un papel importante en la cicatrización de heridas y en el crecimiento de tejidos nuevos, y los individuos que han sufrido una lesión movilizan los aminoácidos de cadena ramificada desde sus músculos para sintetizar glucosa en el hígado.

La llamada "enfermedad de la orina de jarabe de arce" es causada por la incapacidad del organismo de metabolizar leucina, isoleucina y valina; esta enfermedad recibe este nombre porque la orina de las personas afectadas por ella tiene el aspecto del jarabe de arce. También se sabe que las deficiencias de este aminoácido pueden afectar a la mielina que cubre los nervios.

Síntomas carenciales:

No se conocen enfermedades dependientes exclusivamente de la carencia de este aminoácido, aunque es caso seguro que las alteraciones que se curan con su administración se deban más que nada a carencias múltiples de aminoácidos, bien sea por desnutrición o por catabolismo excesivo. Como ya sabemos, los traumatismos, las hepatopatías, las operaciones quirúrgicas, las grandes quemaduras y el deporte de competición, demandan cantidades muy altas de aminoácidos, especialmente aquellos de cadena larga. Por ello lo emplearemos en todas aquellas patologías en las cuales sea imprescindible un aumento de la capacidad regenerativa de la piel, músculos o huesos, así como en las hepatopatías.

Aplicaciones no carenciales:

Épocas de fuerte entrenamiento deportivo para aumentar la resistencia al cansancio y mejorar la masa muscular, favoreciendo la recuperación muscular.
Prevención de desgarros en épocas de sobreesfuerzo deportivo.
Escaso desarrollo estatural en jóvenes. Delgadez.

Problemas emocionales ligados a escaso desarrollo corporal, como son la bulimia (hambre excesiva compulsiva), insomnio, nerviosismo o drogadicción.

Cantidad aproximada de valina:

Huevo: 7,8
Leche: 7,0
Hígado de vaca: 6,0
Arroz: 6,2
Avena: 5,5
Carne: 5,5
Soja: 5,3
Patata: 5,3
Maíz: 5,3
Trigo integral: 4,3
Harina: 4,1
Cacahuete: 4,4
Gelatina: 2,8

# Aminoácidos no esenciales y polipéptidos

La lista de los aminoácidos no esenciales ha variado en los últimos tiempos y algunos, a causa esencialmente de la alimentación y adaptación evolutiva, han pasado a formar parte de los esenciales o condicionales, aquellos que hay que proporcionar a través de la dieta porque el cuerpo humano no los puede sintetizar.

## ÁCIDO GLUTÁMICO
C5 H9 04 N

Primero de la larga lista de aminoácidos no esenciales, esto es, que pueden ser sintetizados por el organismo, pero siempre y cuando se den las circunstancias adecuadas para ello.

Considerado un elemento esencial en el desarrollo intelectual y memorístico, el ácido glutámico está presente en la mayoría de los preparados farmacéuticos y dietéticos orientados a este fin. Su forma activa, la L-Glutamina, es capaz de atravesar la barrera hemato encefálica e incorporarse inmediatamente a las funciones que le son propias.

El ácido D-glutámico, muy parecido químicamente, no tiene actividad ni como elemento de construcción de las proteínas ni como potenciador del sabor.

Funciones orgánicas:

Se puede considerar como un componente esencial de todas las funciones cerebrales, ya sea directamente o como precursor de neurotransmisores como el ácido gamma amino butírico.

Es importante en la regulación del azúcar y de la tolerancia a la glucosa, participando en el metabolismo de los hidratos de carbono y controlando las necesidades orgánicas de consumir azúcar.

Es un desintoxicante cerebral y regula la producción de amoniaco, especialmente cuando hay consumo excesivo de alcohol o drogas.

En unión al ácido cítrico interviene en la producción de energía muscular.

Participa en todas las funciones cerebrales ligadas a la inteligencia, la capacidad de concentración y la memoria en unión a los fosfolípidos.

Mejora la digestión de las proteínas al aumentar la cantidad de ácidos gástricos.

Evita la demencia senil.

Facilita la acción del ácido fólico y trabaja en sinergia con la vitamina B-6 y ácido pangámico.

Participa en la transformación del amoniaco en urea.

Aplicaciones no carenciales:

Como ya sabemos, los aminoácidos no carenciales como éste no cuentan con una patología específica, pero sus aplicaciones terapéuticas son muy extensas, encontrándose en el mercado dietético multitud de compuestos que lo emplean, básicamente, para mejorar la memoria. Estos son algunas de las aplicaciones más comunes:

Mejorar las facultades intelectuales en niños o en personas sometidas a duros esfuerzos memorísticos. Su forma activa, la L-Glutamina, se puede emplear incluso dos horas antes del estudio.
Prevención de las lagunas mentales y demencias propias de la vejez.
Potenciar los efectos de los antidepresivos, aunque no se debe emplear en casos de angustia o ansiedad ya que puede producir nerviosismo.
Acúfenos
Eliminar la fatiga intelectual.
Aumentar los reflejos en exámenes de tipo físico, como conducir vehículos o pruebas deportivas de concentración.
Curar los efectos tóxicos de las borracheras en unión a la vitamina B-6.
Como preventivo en las náuseas y vómitos del embarazo y para ayudar al buen desarrollo intelectual del feto.
Mala digestión de las proteínas por carencia de ácidos gástricos.
Somnolencia después de las comidas.
Sensibilidad extrema a las bebidas alcohólicas, incluidas las de baja graduación.
Deliriums tremens y alucinaciones.
Drogadicción en general.
Para quitarse el hábito de beber café o té.

Trastornos del lenguaje en los niños como timidez, tartamudeo, autismo o pesadillas.

Cantidad aproximada de ácido glutámico:

Trigo integral: 29,0
Leche: 21,5
Soja: 18,4
Cacahuete: 17,4
Carne: 17,0
Pescado: 12,7
Huevo: 12,6
Hígado de vaca: 10,6

## GLUTAMINA (Forma activa del ácido glutámico)

Aunque la Glutamina no es un aminoácido esencial (se obtiene a partir del ácido glutámico), en casos de quemaduras o trabajo físico intenso, en los cuales se reducen sus niveles plasmáticos, se produce un gran aumento de sus necesidades.

Al tratarse de un componente esencial para facilitar el transporte del nitrógeno por el organismo, fundamentalmente entre el músculo (principal lugar de síntesis), el pulmón y el riñón, su función es quizá más importante que en la mayoría de los aminoácidos.

La glutamina se diferencia de otros aminoácidos en que tiene dos grupos amino: un grupo primario alfa-amino y un grupo amida adicional. Debido a la polaridad del grupo terminal amida, la glutamina es rápidamente hidrolizada produciendo glutamato y amonio, constituyendo una reacción clave en el intercambio de nitrógeno en el organismo. En las situaciones de estrés y en las infecciones hay una captación tisular incrementada de glutamina, fundamentalmente por parte del hígado, linfocitos y macrófagos.

La concentración de la glutamina en el interior de la mucosa de la célula intestinal es baja comparada con la de las células musculares y hepáticas, pero en estados catabólicos la captación de glutamina por el intestino aumenta, así como su liberación, por parte de la musculatura esquelética. Proporcionar glutamina como complemento nutricional puede acelerar la curación del daño intestinal secundario a la quimio y radioterapia, reduciendo la mortalidad.

Los estudios han demostrado que la glutamina usada en nutrición produce:
Reducción en el número de infecciones.
Mejoramiento del balance nitrogenado y estímulo de la síntesis proteica.
Mejoría de la respuesta inmunitaria.
Aumento de los niveles de insulina y producción de arginina.
Previene el deterioro muscular. Útil en casos de flacidez muscular.
Aumenta los niveles de ATP (Adenosin Trifosfato).
Aumenta los niveles de la hormona de crecimiento.
Reduce los niveles de estrés muscular causados por el ejercicio intenso.
Reduce el nivel de enfermedades comunes en los deportistas.
Neutraliza el efecto destructivo causado por los corticoides sobre el tejido muscular durante los periodos de entrenamiento intenso.

Todos estos beneficios pueden ser debidos probablemente a que la glutamina incrementa la formación de glutatión, estimula la utilización de las proteínas, actúa como precursor de la arginina y tiene un impacto positivo en la concentración celular de ATP.
Se recomienda efectuar una mezcla con ácidos grasos poliinsaturados omega 3, glutamina, ácido glutámico, cisteína, aminoácidos de cadena ramificada, Beta carotenos, vitamina C y fibra, en caso de infecciones intestinales severas.

## ARGININA
C6 H14 02 N4

Este es otro de los aminoácidos no esenciales (con frecuencia es condicional) que, sin embargo, son ampliamente utilizados en todo el mundo desde su síntesis. Precursor del aminoácido ornitina y de la urea, es un constituyente esencial de la hemoglobina, de las proteínas elastina y colágeno, así como de la formación de la insulina pancreática y del Glucagón, compuesto éste último empleado en medicina. Sintetizado parcialmente por el aminoácido esencial citrulina, la arginina se piensa que es capaz de estimular la producción de la hormona hipofisaria Somatotropa, la cual es la máxima responsable del crecimiento humano mientras dura la actividad de la glándula pituitaria. Sin embargo, estudios posteriores han demostrado que esta facultad puede extenderse a edades muy superiores e incluso a la vejez, lo que explicaría su uso cada vez más extendido en los tratamientos rejuvenecedores. Esta propiedad y el hecho de que forme parte del líquido seminal han motivado un creciente interés por este aminoácido tanto en la dietética como en medicina.

Funciones orgánicas:

La mayoría de las posibilidades terapéuticas que se nombran a continuación no han sido confirmadas por todos los investigadores y esto nos deja la duda de cuál es el factor o las circunstancias que motivan el que este aminoácido haga efecto en algunas personas y en otras no. Su unión al aminoácido Lisina, el cual comparte muchas de sus acciones terapéuticas, tampoco proporciona resultados más estables que cuando se emplea en solitario.

Estas son algunas de sus aplicaciones más confirmadas:

Estimula la formación de la hormona del crecimiento, aunque se cree que solamente cuando existe déficit. En este sentido un niño cuya genética le obligue a ser de estatura pequeña no crecerá más con su administración.

Estimula el desarrollo de la masa muscular en los adultos por su efecto favorable a la síntesis de las proteínas.

Ayuda a bajar de peso en los pacientes cuyas grasas corporales se movilicen poco como energía, especialmente si la unimos a la Carnitina.

Mejora la respuesta del sistema inmunitario, especialmente de los linfocitos de la serie T3 e impide la proliferación de células malignas aún no metastásicas. También impide la acumulación excesiva de amoníaco cerebral por lo que ayuda a eliminar rápidamente el alcohol etílico en las borracheras.

Favorece la acción de otros aminoácidos, especialmente los ramificados de cadena larga y aquellos cuya acción es decisiva en el cerebro.

Junto a la vitamina E ayuda a la producción del líquido seminal, favoreciendo la proliferación y madurez de los espermatozoos.

Protege al hígado de la acción de los tóxicos e impide su degeneración grasa.

Mejora la cicatrización de las heridas y restablece la piel normal en las quemaduras.

Tiene un importante efecto rejuvenecedor masculino por sus efectos sobre la esfera genital, la próstata, la calidad de la pared arterial y el metabolismo del calcio.

Colabora en el aprovechamiento del manganeso corporal, el cual es uno de los oligoelementos más importantes.

Controla los niveles de colesterol.

Tiene algún efecto positivo en la memoria del anciano, especialmente unido a la Glutamina.

Mantiene los tendones con buena elasticidad.

Otras aplicaciones no carenciales:

Estrés, cansancio extremo, envejecimiento prematuro y desgaste físico en los deportistas.
Golpes o traumatismos en personas mayores.
Consumo de alcohol continuado, junto a vida sedentaria y exceso de colesterol en sangre.
Deportistas que utilizan anabolizantes hormonales.
Obesidad y vida sedentaria con exceso de grasas animales en la dieta.
Coma insulínico.
Fibrosis cística.

Cantidad aproximada de arginina:

Cacahuete: 10,6
Gelatina: 8,2
Carne: 7,7
Pescado: 7,4
Soja: 7,3
Arroz: 7,2
Huevo: 7,0
Avena: 6,8
Hígado: 6,6
Trigo integral: 4,3
Harina blanca: 3,9
Patata: 5,0
Leche: 4,2
Maíz: 4,8
Pan: 5,3

**Otros datos de interés**

Es un aminoácido indispensable cuya producción en situaciones de estrés es insuficiente, encontrándose niveles disminuidos en casos de lesiones y heridas.
A nivel fisiológico la arginina tiene de forma resumida las siguientes funciones:

Es necesario para el catabolismo de la urea.

Estimula la liberación de hormonas anabólicas y factores de crecimiento, posiblemente porque colabora con la hormona somatotropa. También se ha demostrado su efecto en la secreción de hormonas prolactina, vasopresina, insulina, glucagón, somatostatina, y aldosterona.

Interviene en el proceso de cicatrización y ejerce una actividad reguladora del mismo. Es un proceso muy complejo en el que interviene el oxido nítrico.

Sirve como sustrato en la síntesis de poliaminas a partir de la ornitina.

La arginina proporciona el grupo amidino para la síntesis de la creatina, interviniendo de manera fundamental en la reserva de fosfatos de alta energía y en la regeneración del ATP muscular.

Efectos inmunomodeladores:

Incrementa la acción fagocitaria (neutralizadora) de los polimorfonucleares.

Disminuye la adhesión leucocitaria.

La actividad bactericida de los macrófagos activados depende de la arginina.

Estimula la diferenciación y proliferación de los linfocitos T, mediante la producción de óxido nítrico.

Es el único sustrato para la síntesis del óxido nítrico, de gran importancia en los enfermos críticos.

Otros efectos:

Aumento del peso del timo (glándula endocrina que posiblemente se atrofie en la madurez) con incremento del numero de linfocitos totales, así como de la respuesta blastogénica (crecimiento celular).

La inmunidad celular se encuentra incrementada en sujetos que recibían suplementos de arginina.

En personas con infecciones, se produce con la administración de arginina un aumento de la síntesis de proteínas de fase aguda, y una mejoría de la supervivencia.

En quemaduras hay una disminución de la mortalidad cuando la arginina constituye el 4% del aporte energético.

Hay una recuperación morfológica de la mucosa gástrica, con mayor eficacia de la flora bacteriana, y con un incremento de la proliferación celular, en personas aquejadas de gastroenteritis y lesiones.

Hay una cicatrización acelerada y aumento del colágeno de las heridas.

Hay una reducción significativa de las complicaciones infecciosas.

Se recomienda realizar una mezcla inmunoestimuladora con arginina, RNA y ácidos grasos poliinsaturados omega 3.

En algunas publicaciones se asegura que la ornitina y arginina, unidas a un programa de entrenamiento de fuerza, pueden incrementar la masa magra muscular y la secreción de hormonas del crecimiento, pero esto no siempre es posible. Aunque estos activadores de las hormonas del crecimiento pueden incrementar la masa magra muscular en personas de edad con deficiencia de esta hormona, no ocurre así en individuos jóvenes entrenados a nivel de fuerza.

La producción de ion amonio se considera una de los factores determinantes de la fatiga, y la administración de arginina tendría efectos positivos sobre el rendimiento al reducir dicha producción.

Nos encontramos con uno de los mejores aminoácidos, especialmente en los varones, por su efecto en la producción del óxido nítrico (NO), lo que aumenta la vasodilatación de los cuerpos cavernosos del pene y su efecto en la erección. Su aplicación en la disfunción eréctil es ya universal.

En cuanto al deporte, la efectividad de la suplementación de la dieta con precursores del NO, parece estar relacionada al nivel de entrenamiento.

Cuando se compromete la oxigenación del músculo, la suplementación con un precursor del óxido nítrico puede ser beneficiosa.

Estos son sus efectos más notorios:

Estimula la liberación de hormonas anabólicas y factores de crecimiento, posiblemente porque colabora con la hormona somatotropa.

También se ha demostrado su efecto en la secreción de hormonas prolactina, vasopresina, insulina, glucagón, somatostatina, y aldosterona.

Interviene en el proceso de cicatrización.

La arginina mejora la síntesis de la creatina, interviniendo de manera fundamental en la reserva de fosfatos de alta energía y en la regeneración del ATP muscular.

Regula la presión arterial alta.

Fortalece el sistema inmunológico.

Posee efecto neurotransmisor y antioxidante.

Reduce los niveles de colesterol.

Previene enfermedades cardiovasculares.

Mejora la calidad del sueño.

Ayuda a expandir la fibra muscular.

Tiene propiedades antiinflamatorias.

Lucha contra las células cancerígenas.

Disfunción eréctil.

La dosis entre un gramo al día como mantenimiento y 3 gramos en momentos de mayor requerimiento, sea sexual o muscular.

# GLUTATIÓN

El glutatión (GSH), aunque no es un aminoácido en estado puro, al tratarse de un tripéptido (glutamato, cisteína y glicina), se le incluye en esta relación.
Está implicado en muchas funciones celulares, jugando un papel central en la protección de las células frente a los radicales libres, frente a intermediarios reactivos del oxígeno y frente a electrófilos, y por tanto también en la determinación de la sensibilidad de las células a la radiación y a la citotoxicidad inducida por drogas.
El glutatión existe en dos formas, reducido (GSH) y oxidado (GSSG).
En lo que respecta al sistema inmune, algunas funciones de las células T pueden ser potenciadas en vivo mediante la administración de GSH.

El glutatión es liberado por el hígado al plasma sanguíneo y a la bilis. El glutatión plasmático es usado por muchos tejidos (riñón, pulmón, cerebro); sin embargo, el glutatión en sí mismo no es significativamente transportado a la mayoría de las células de estos tejidos.
Está implicado en muchas funciones celulares, jugando un papel central en la protección de las células frente a los radicales libres, frente a intermediarios reactivos del oxígeno y frente a electrófilos, y por tanto también en la determinación de la sensibilidad de las células a la radiación y a la citotoxicidad inducida por drogas. El glutatión existe en dos formas, reducido (GSH) y oxidado (GSSG). En lo que respecta al sistema inmune, algunas funciones de las células T pueden ser potenciadas en vivo mediante la administración de GSH.

Otros autores han publicado los efectos protectores del GSH y su papel beneficioso en el cáncer y otras enfermedades, como las cataratas. Como antioxidante, el GSH protege a las células frente los radicales libres, a los electrófilos y al estrés oxidativo.

El glutatión es liberado por el hígado al plasma sanguíneo y a la bilis. El glutatión plasmático es usado por muchos tejidos (p.ej. riñón, pulmón, cerebro); sin embargo, el glutatión en sí mismo no es significativamente transportado a la mayoría de las células de estos tejidos, sino que es descompuesto por las g-glutamil transpeptidasa y dipeptidasa insertas en la membrana, y los productos de la descomposición son transportados y utilizados para la síntesis de glutatión.

El glutatión reducido se encuentra presente en elevadas concentraciones dentro del eritrocito. La función principal del glutatión es proteger sus células y las mitocondrias del daño oxidativo y peroxidación, así como mantener la estabilidad de la membrana. También participa en el mantenimiento de la estructura de la hemoglobina, en la síntesis de proteínas en los reticulocitos, así como preserva la integridad de algunas enzimas y proteínas de la membrana. En lo que respecta al sistema inmune, algunas funciones de las células T pueden ser potenciadas en vivo mediante la administración de GSH.

Los niveles de glutatión intracelular pueden ser incrementados mediante la administración de ésteres de glutatión, los cuales (en contraste con el glutatión) son bien transportados al interior de muchos tipos de células y divididos para formar glutatión.

El glutatión protege a los túbulos renales frente a una injuria hipóxica y puede atenuar el efecto del ácido málico sobre la función de los túbulos renales que ocurre por inhibición de la bomba sodio-potasio.

El glutatión reducido tiene un importante rol en el acoplamiento de la secreción de insulina inducida por la glucosa; su disminución produce una menor secreción de insulina por las células de Langerhans del páncreas. La glucosa favorece el incremento del glutatión reducido favoreciendo la liberación de insulina, en cambio, la administración de insulina disminuye los niveles de glutatión reducido. La administración exógena de glutatión reducido puede favorecer la secreción de insulina, cuando la elevación de la hormona inducida por la glucosa favorezca una reducción de glutatión reducido.

La deficiencia de GSH produce un cuadro de anemia hemolítica de intensidad variable.
Se emplea para la prevención y tratamiento de las cataratas, hepatopatías en general, eficaz antioxidante, tratamiento del cáncer y energético muscular.
El envejecimiento disminuye la capacidad de producir glutatión reducido, al igual que diversos problemas de salud, como el Alzheimer, Parkinson, arterioesclerosis o las cataratas entre otros.
La disminución del glutatión puede influir en el desarrollo de la arteriosclerosis y el daño coronario.
Otros autores han publicado los efectos protectores del GSH y su papel beneficioso en el cáncer y otras enfermedades, como las cataratas incipientes. Como antioxidante, el GSH protege a las células frente los radicales libres, a los electrófilos y al estrés oxidativo.

## CITRULINA

Se trata de un aminoácido precursor de la arginina, empleándose por ello en la fertilidad masculina. Se emplea también para la reutilización del ácido láctico por parte del músculo para que vuelva a pasar a glucosa en el hígado; es decir, retarda la entrada en función anaeróbica por parte del músculo, lo que mejoraría el rendimiento. Posiblemente neutraliza los radicales libres.

Entre las acciones que se le atribuyen, están:
Aumento de la producción del óxido nítrico

Aumentos del ATP y de la recuperación de la fosfocreatina
Reduce el ácido láctico y el amoníaco
Proporciona una mejor oxigenación celular
Mejor recuperación acelerada después del entrenamiento

**CISTEÍNA**
**Aminoácido no esencial, condicional en los bebés**
C4 H8 02 NS2
**CISTINA** (2 cisteínas oxidadas)

La cisteína es un ácido alfa-amino, y su papel como antioxidante ya le confiere propiedades muy interesantes en la lucha contra la formación de radicales libres y toda la patología que conlleva. Forma parte de la enzima glutatión y que como sabemos posee propiedades muy importantes para el tratamiento de las enfermedades hepáticas, las cataratas incipientes, las alergias y la fatiga, sin olvidar su efecto como rejuvenecedor.

Aminoácido no esencial azufrado, el cual posee unas interesantes propiedades como antioxidante, además de ser un elemento decisivo en la eliminación del mercurio. Sintetizado a partir del azufre, la serina y la metionina, todos ellos nutrientes azufrados, es, sin embargo, el más activo de todos, empleándose abundantemente en medicina como homocisteína. Su forma primaria, la cisteína, es el paso previo para su forma activa la cistina, aunque ambas pueden tener las mismas propiedades terapéuticas dada su fácil conversión.

Funciones orgánicas:

Su papel como antioxidante ya le confiere propiedades muy interesantes en la lucha contra la formación de radicales libres y toda la patología que conlleva. Forma parte del enzima glutatión reducido el cual ya hemos estudiado y que como sabemos posee propiedades muy importantes para el tratamiento de las enfermedades hepáticas, las cataratas incipientes, las alergias y la fatiga, sin olvidar su efecto como rejuvenecedor.

La formación de cistina en el glutation, mediada por la enzima glutatión peroxidasa es importante para la defensa celular ante el estrés oxidativo. La formación y reducción de cistina también sirve como señal para regular diversos procesos metabólicos, como la fijación del dióxido de carbono en los cloroblastos de los organismos fotosintéticos.

La cistina interviene en la formación del Coenzima A, en la maduración de los linfocitos macrófagos (aquellos que digieren a las bacterias) y que evitan los residuos tóxicos que quedan después de una invasión bacteriana, actuando como un agente conductor de ciertos metales pesados los cuales elimina a través del aparato digestivo.

Actúa como eficaz mucolítico en todas las enfermedades bronquiales, manteniendo la elasticidad del tejido bronquial evitando la fibrosis pulmonar.

Al formar parte de las numerosas proteínas corporales, como las del pelo, uñas, elastina y colágeno, mantiene la integridad y la salud de la piel y tejidos anexos, por lo que es normal verle incluido en numerosos productos cosméticos.

Es un protector de numerosos nutrientes, como los aminoácidos taurina, alanina y glicina, así como de la piridoxina, por lo que se considera un catalizador importante para el aprovechamiento de ellos y recomendándose su utilización conjunta en casos de avitaminosis o carencias proteicas.

Como antioxidante protege además de todo tipo de radiaciones negativas, sean procedentes de los rayos X o ultravioleta.

Es un eficaz agente contra los efectos perniciosos del tabaco, bien sea a través de su acción sobre la mucosa bronquial, limpiando los bronquiolos de elementos mucosos, o actuando directamente sobre la nicotina.

Estimula la síntesis de las proteínas, ayuda a la absorción del hierro, evita la acumulación excesiva de cobre en los tejidos y ayuda a formar las sales biliares.

Su presencia es importante en la diabetes por su acción sobre el factor de tolerancia a la glucosa y el metabolismo del cromo, actuando en la digestión a través de los enzimas digestivos.

Aplicaciones no carenciales:

Intoxicación por metales pesados, radiaciones o tabaco.
Deficiencias de antioxidantes o vitaminas B-6 y Biotina.
Fallos en el sistema inmunitario de los macrófagos.
Enfermedades bronquiales que cursen con mucosidad abundante y fibrosis.
Carencia de elasticidad en la piel, el pelo o las uñas.
Enfermedades cutáneas con descamación, eczemas o piel seca.
Heridas que no cicatrizan por falta de elasticidad cutánea.
Quemaduras.
Falta de grasas en la alimentación, especialmente insaturadas.
Riesgo de formación de trombos por hiperviscosidad sanguínea.
Poca elasticidad en la pared venosa.

La cisteína interviene en la formación de la Coenzima A, en la maduración de los linfocitos macrófagos (aquellos que digieren a las bacterias) y que evitan los residuos tóxicos que quedan después de una invasión bacteriana, actuando como un agente conductor de ciertos metales pesados los cuales elimina a través del aparato digestivo.

Nota:
Para los problemas de piel hay que administrarla como L-cisteína.

Es útil administrarla unida a otros aminoácidos azufrados, entre ellos la metionina, ya que así se facilita su absorción, en unión también a la vitamina B-6, la B-1 y la C.
Cantidad aproximada de cistina:

Huevo: 2,3
Pan: 2,1
Harina blanca: 1,9
Soja: 1,9
Avena: 1,8
Trigo integral: 1,8
Arroz: 1,3
Patata: 1,3
Cacahuete: 1,6
Pescado: 1,2
Carne: 1,2
Leche: 1,0
Hígado: 1,4
Maíz: 1,5
Gelatina: 0,1

La cistina tiene un papel en dos trastornos genéticos: la cistinuria y la cistinosis.
La cistinuria resulta en la formación de cálculos renales debido a un transporte defectuoso de la cistina y otros aminoácidos en el riñón, que impide su reabsorción y tiene como resultado una concentración elevada en la orina. Se usa, pues, para la valoración en casos de litiasis renal.
La cistinosis es una enfermedad lisosómica causada por la acumulación de cristales de cistina en el riñón, córnea y otros tejidos.

**Precauciones**
No administrar junto con:

Inhibidores de ECA (captopril, enalapril) que se utilizan para tratar la hipertensión arterial.

Prednisona, un corticosteroide.

Ciclofosfamida, un medicamento utilizado en quimioterapias.

Medicamentos utilizados en el tratamiento de anginas de pecho.

Puede disminuir los niveles de concentración de insulina en pacientes diabéticos.

## Elementos relacionados

**Acetilcisteína** se utiliza a menudo para tratar la sobredosis de acetaminofeno, que causa muchos daños en el hígado, además de proteger contra daños en el consumo de cigarrillos y la ingesta de alcohol en exceso, siendo eficaz en la prevención de la resaca.

**N-acetilcisteína** en el ablandamiento y la flema y las vacaciones de moco en enfermedades como la bronquitis, fibrosis quística y la alergia.

La **homocisteína** aparece como resultado de procesos metabólicos normales, consecuencia del metabolismo de la metionina. El exceso causa una serie de daños inflamatorios asociados a enfermedades vasculares y neurológicas.

Cuando se habla de homocisteína se hace referencia a 3 compuestos similares. Este compuesto químico es un intermediario, producto del metabolismo del aminoácido metionina, estando ligado su metabolismo a algunas vitaminas del grupo B, especialmente el ácido fólico, la vitamina B6 y la vitamina B12. Cuando hay deficiencia de alguna de estas vitaminas, los niveles de homocisteína en sangre aumentan.

Recientemente, se ha puesto de manifiesto que unos niveles sanguíneos elevados de homocisteína pueden aumentar el riesgo de que una persona padezca una enfermedad cardiovascular, en particular una enfermedad cardiaca (como un infarto de miocardio, un accidente cerebrovascular o una reducción de la circulación de la sangre en las manos y los pies. Varios estudios también han puesto de manifiesto que las personas con niveles elevados de homocisteína en la sangre también tienen otros factores de riesgo asociados como son hipertensión o niveles altos de colesterol.

Las causas para este aumento pueden ser genéticas, encontrándose niveles altos en un mismo grupo familiar; nutricionales, por carencia de ácido fólico (especialmente intensa en la menopausia y los fumadores); o por padecer enfermedades del tiroides, psoriasis y algunos tipos de cáncer. Algunos medicamentos pueden aumentar los niveles de homocisteína (metotrexato, niacina, fenitoína, teofilina, óxido nitroso y contraceptivos orales a base de estrógenos).

Las concentraciones plasmáticas normales de homocisteína, medidas en ayuno, están comprendidas entre 5 y 15 micromoles por litro. Se clasifican como valores elevados moderados los del rango 16-30, intermedios los de 31-100 y severos los superiores a 100.

## HOMOSERINA

Este derivado de la Metionina, puede interactuar con receptores glutamatérgicos, del tipo NMDA, y que puede ser un parámetro para determinadas patologías, como el Alzheimer y el Parkinson. En este sentido, ha abogado por considerar a la homoserina como "una molécula que en el futuro deberá ser considerada en la clínica, en el sentido de que la determinación de sus niveles puede sugerir el riesgo a padecer un tipo de demencia".

## ASPARTATO (Ácido aspártico)
$C_4 H_2 O_4 N$

Es un aminoácido no esencial que participa en la conversión del amonio en urea, y por lo tanto se ha propuesto, que su administración, puede retrasar la fatiga al facilitar el aclaramiento de amoniaco.

Sales como el aspartato magnésico y potásico se han utilizado en la clínica para la fatiga crónica.

El ácido aspártico, cuyo nombre viene del espárrago, el cual lo contiene en cantidades altas, es un aminoácido no esencial que interviene en el ciclo de la urea, siendo capaz de sintetizar ácido glutámico a partir de la glucosa.

En la naturaleza lo encontramos como elemento que interviene en el transporte del nitrógeno, mientras que en el cuerpo humano cumple una importante función en el mantenimiento de las funciones cerebrales, en parte por su acción decisiva sobre el metabolismo del ácido glutámico.

Utilizado desde hace tiempo como energético en multitud de fórmulas, unido a sales minerales como el sodio y el potasio, se comporta como un nutriente que es capaz de aprovechar productos catabólicos para incorporarlos de nuevo a la cadena energética.

Funciones orgánicas:

Al igual que el ácido glutámico, interviene en la eliminación del amoníaco cerebral.

Mejora el aprovechamiento del glucógeno hepático.

Potencia el intercambio celular de los minerales sodio y potasio.

Evita la excesiva excreción del potasio renal.

Participa en la metabolización de otros minerales como el calcio, el zinc y el magnesio.

Mantiene las contracciones cardiacas, evitando las arritmias.

Regula el nivel de transaminasas hepáticas.
Es energético cerebral y muscular.
Regula la producción de urea.
Actúa en unión a las vitaminas B-1 y B-2 en el buen mantenimiento del sistema nervioso.

Cantidad aproximada de aspartato:

Gelatina: 15,3
Carne: 6,0
Soja: 3,7
Pescado: 3,0

## L-CARNITINA

Últimamente, esta amina cuaternaria es incluida en el grupo de aminoácidos no esenciales.
El nombre de "carnitina" se deriva del término "carnus", que quiere decir carne. Por tanto, no es sorprendente que la carne roja sea una rica fuente de este nutriente. Unos cien gramos de res o carne picada pueden proporcionar aproximadamente alrededor de 80 mg de L- Carnitina. Una porción similar de cerdo o tocino puede darnos entre 20 y 25 mg. Para aquellos que no pueden o no quieren consumir carne roja, existen otras fuentes, pero tienen una menor proporción. Por ejemplo, un vaso de leche puede proporcionar 8 mg, 5 mg en el pescado y la carne magra de pollo solo 3 mg. Los alimentos no animales son, en general, bastante limitados en este micronutriente.
Sin embargo, la comunidad médica nos dice que incluso los vegetarianos puede ser capaces de producir suficiente cantidad como para evitar problemas por deficiencia. Eso sí, no es lo mismo no sufrir una deficiencia que tener los niveles óptimos.
La L-Carnitina es un compuesto derivado de la lisina, uno de los aminoácidos esenciales requeridos por el cuerpo humano.

Aunque a menudo se describe como una vitamina, es en realidad un micronutriente que puede fabricar nuestro sistema. Al igual que la Creatina, hemos incorporado esta sustancia al estar formada por los aminoácidos Lisina y Metionina.

No fue considerado un nutriente importante hasta hace muy pocos años, cuando se descubrió su papel en las funciones cardíacas. Aunque no es un aminoácido esencial puesto que se sintetiza a partir de la metionina y la lisina en el hígado, hoy en día es un nutriente más a tener en cuenta ya que, entre otras acciones, participa en el ciclo oxidativo de las grasas.

Su presencia fue descubierta en los tejidos musculares, también en el miocardio, en unión al hierro y la vitamina C, comprobándose que una deficiencia de carnitina provocaba dificultad en el aprovechamiento de las grasas como materia energética.

La **carnitina** o 3-hidroxi-4-trimetilaminobutirato, es conocida también como **L-carnitina** o levocarnitina, debido a que en estado natural es un estereoisómero **L**). esencialmente es una amina cuaternaria sintetizada en el hígado, los riñones y el cerebro. Dado que las carencias de carnitina no son todavía demostrables, salvo por motivos genéticos, podemos utilizarla por sus interesantes propiedades terapéuticas en:

No fue considerado un aminoácido importante hasta hace muy pocos años, cuando se descubrió su papel en las funciones cardíacas. Aunque no es un aminoácido esencial puesto que se sintetiza a partir de la metionina y la lisina en el hígado, hoy en día es un nutriente más a tener en cuenta ya que, entre otras acciones, participa en el ciclo oxidativo de las grasas.

Su presencia fue descubierta en los tejidos musculares, también en el miocardio, en unión al hierro y la vitamina C, comprobándose que una deficiencia de carnitina provocaba dificultad en el aprovechamiento de las grasas como materia energética.

Tiene unas propiedades extraordinarias para asegurar, vía energética, la continuidad de las contracciones cardíacas en situaciones deficitarias, asegurando las funciones del corazón incluso en ancianos y en presencia de insuficiencias serias.

En su presencia las grasas son transportadas al interior de la mitocondria, lo que facilita la cadena energética de reserva y con ello evita la acumulación posterior en el tejido adiposo de la grasa no utilizada.

Dada su gran dependencia de la lisina, en un régimen pobre en carnitina se dan con frecuencia acúmulos de grasa no aprovechable en tejidos receptivos, como son la corteza hepática, las paredes arteriales y por supuesto la piel, dando lugar también a insuficiencia biliar por éxtasis.

Su presencia por tanto es imprescindible para todo el metabolismo graso, controlar el colesterol sanguíneo, ajustar la tasa de triglicéridos a los requerimientos diarios y mejorar el aporte de oxígeno a todos el sistema muscular y cardíaco.

Como energético es capaz de proporcionar energía en los deportes de larga duración, evitar que el corazón aumente peligrosamente sus pulsaciones, prevenir la fatiga muscular en los obesos e incrementar la resistencia a la fatiga en general.

Últimos experimentos le dan alguna propiedad en la síntesis de las prostaglandinas y el buen aprovechamiento de las vitaminas D y E, por lo que quizá tenga algún efecto positivo en la fertilidad masculina y la función ovárica. El hecho de que se hayan encontrados cantidades muy altas de carnitina en los músculos y los testículos del toro han hecho pensar a los investigadores que pudiera ser un aminoácido con especial acción sobre el varón, aunque esto no ha podido ser contrastado todavía.

Dado que tiene la propiedad de poderse acumular en el tejido muscular, es posible que tomando dosis continuadas podamos disponer de cierta cantidad de reserva para casos de emergencia.

La forma más útil es como L-carnitina y se encuentra ampliamente difundida en productos farmacéuticos y dietéticos.

Funciones orgánicas:

Tiene unas propiedades extraordinarias para asegurar, vía energética, la continuidad de las contracciones cardíacas en situaciones deficitarias, asegurando las funciones del corazón incluso en ancianos y en presencia de insuficiencias serias.

En su presencia las grasas son transportadas al interior de la mitocondria, lo que facilita la cadena energética de reserva y con ello evita la acumulación posterior en el tejido adiposo de la grasa no utilizada.

Dada su gran dependencia de la lisina, en un régimen pobre en carnitina se dan con frecuencia acúmulos de grasa no aprovechable en tejidos receptivos, como son la corteza hepática, las paredes arteriales y por supuesto la piel, dando lugar también a insuficiencia biliar por éxtasis.

Su presencia por tanto es imprescindible para todo el metabolismo graso, controlar el colesterol sanguíneo, ajustar la tasa de triglicéridos a los requerimientos diarios y mejorar el aporte de oxígeno a todos el sistema muscular y cardíaco.

Como energético es capaz de proporcionar energía en los deportes de larga duración, evitar que el corazón aumente peligrosamente sus pulsaciones, prevenir la fatiga muscular en los obesos e incrementar la resistencia a la fatiga en general.

Últimos experimentos le dan alguna propiedad en la síntesis de las prostaglandinas y el buen aprovechamiento de las vitaminas D y E, por lo que quizá tenga algún efecto positivo en la fertilidad masculina y la función ovárica. El hecho de que se hayan encontrados cantidades muy altas de carnitina en los músculos y los testículos del toro han hecho pensar a los investigadores que pudiera ser un aminoácido con especial acción sobre el varón, aunque esto no ha podido ser contrastado todavía.

Dado que tiene la propiedad de poderse acumular en el tejido muscular, es posible que tomando dosis continuadas podamos disponer de cierta cantidad de reserva para casos de emergencia.

La forma más útil es como L-carnitina y se encuentra ampliamente difundida en productos farmacéuticos y dietéticos.

Enfermedades no carenciales:

Dado que las carencias de carnitina no son todavía demostrables, salvo por motivos genéticos, podemos utilizarla por sus interesantes propiedades terapéuticas en:

Disminución de la síntesis de proteínas en las hepatopatías graves.

Pérdidas de proteínas en las diálisis y en la insuficiencia renal crónica.

En la hipoglucemia que curse con debilidad muscular.

En todos los trastornos del metabolismo de las grasas, tales como hipercolesterol, obesidad, hígado graso, arteriosclerosis, etc.

Todas las cardiopatías, especialmente aquellas que cursen con isquemias repetidas. Corazón senil y especialmente la angina de pecho de repetición.

Cetosis en los niños y diabéticos.

Anorexia y falta de ácidos grasos alimentarios.

Esterilidad masculina por falta de movilidad de los espermatozoides.

Cualquier situación de debilidad muscular crónica o por sobreesfuerzo.

Heridas, traumatismos y enfermedades debilitantes, así como baja resistencia a las infecciones.

Distrofias musculares progresivas, esclerosis múltiple y ataxias.
Déficit de nutrientes grasos o mala digestión de estos.
Tratamiento posterior al infarto de miocardio.
Flebitis.

Efectos
El problema potencial de estos suplementos es que las tasas de absorción son relativamente pobres. Mientras que el cuerpo puede absorber hasta el 75% a partir de fuentes de alimentos, este dato solo será del 20% en productos de suplementación. La acetil-l-carnitina es más fácil de absorber y se recomiendan cantidades de entre 500 y 1.000 mg. De este modo, incluso a tasas bajas de asimilación, el suministro es suficiente.

Un corazón sano
Investigadores médicos han descubierto una asociación entre niveles bajos en los músculos del corazón y su fallo. Por tanto, se sospecha que niveles bajos puede ser un factor de riesgo de cara a los ataques de corazón en algunas personas. Además de estos beneficios para tu corazón, la L-carnitina también puede mejorar la presión sanguínea y los niveles de colesterol "bueno", mientras baja los del colesterol "malo". Esto, pues, también reducirá los riesgos de una enfermedad relacionada.
Varias investigaciones clínicas revelan una relación inversa entre los niveles de carnitina en el corazón y el paro cardíaco. La carnitina también puede proteger al cuerpo de una reducción en la presión sanguínea al corazón, lo que puede provocar una mal función coronaria.

Las personas que padecen isquemia miocárdica (una disminución del flujo de sangre al corazón) y que sufren los dolores de pecho como resultado, pueden beneficiarse de los suplementos de L- carnitina. Con ellos, estas personas experimentarán una disminución del dolor y una mejora de la tolerancia al ejercicio. También ha demostrado ser eficiente para las personas con claudicación intermitente, una enfermedad caracterizada por dolor en las piernas debido a la falta de flujo de sangre a los músculos de estas, y mejorará su capacidad para caminar.

Un estudio de investigación llevado a cabo por el doctor R. B. Singh y sus colaboradores determinó los beneficios cuantificables derivados del uso de la L-carnitina en dosis de dos gramos por día durante veintiocho días en los sujetos de estudio.

Los estudios también muestran que puede mejorar la tolerancia al ejercicio y la función del corazón en personas con función cardiovascular deteriorada.

Varios estudios han demostrado, además, que puede aumentar la tolerancia al ejercicio y la función del corazón en las personas con problemas relacionados. Estas mejoras se pueden notar tras tan solo cuatro semanas de uso complementario.

En el deporte

En el deporte tiene una decisiva acción para quemar grasas y aportar simultáneamente resistencia cardiovascular. Esto se logra porque la L-Carnitina es un transportador de los ácidos grasos (lípidos) a la mitocondria, encargada de la producción de la energía de la célula, pero también es el lugar donde estos ácidos grasos son convertidos en energía. El momento aconsejado para tomar la L-Carnitina es aproximadamente 30 minutos antes de la actividad física. La cantidad recomendada suele ser entre 1000 y 2000 mg,

Los estudios médicos han demostrado que la ingesta de L-carnitina reduce los niveles de ácido láctico en los músculos durante el ejercicio. A medida que se realizan ejercicios de fuerza o cualquier deporte exigente, el ácido láctico –un subproducto metabólico del metabolismo anaeróbico– se acumula en los músculos y la fatiga se hace patente.

Si se puede retrasar esta acumulación, se puede aumentar el rendimiento físico total. Para los atletas de resistencia, como los corredores de larga distancia, esto significa correr más rápido durante más tiempo. Para los atletas de fuerza, como los levantadores de pesas, esto significa levantar más peso con más repeticiones.

En 1989, el investigador médico E. M. Gorostiaga y sus compañeros de trabajo, informaron de sus resultados en la revista International Journal of Sports Medicine en un artículo titulado "Disminución del cociente respiratorio durante el ejercicio tras la suplementación con L-Carnitina".

Ellos determinaron que la administración de 2 gramos por día de L-carnitina tenía un efecto de reducción en el cociente respiratorio y concluyeron que tal disminución sugiere la utilización de ácidos grasos y un aumento del glucógeno, lo que significa, además, que menos hidratos de carbono se usan para producir energía, en favor de las grasas.

El cuerpo humano utiliza carbohidratos y grasas para producir energía, pero al tener una oferta más limitada de carbohidratos, sus depósitos se vaciarán durante el ejercicio prologando (más de una hora y media). Cuando los depósitos se agotan totalmente, el rendimiento disminuye. Así pues, al dejar casi intactos los suministros musculares de glucógeno, la carnitina puede ayudar a trabajar más duro y durante más tiempo.

Menos consumo de glucógeno

En la actividad diaria, para la obtención de energía, se queman alrededor de un 40 – 45 % de ácidos grasos, un 40 – 45 % de carbohidratos y un 10 – 15% de aminoácidos. Estas proporciones cambian dependiendo del metabolismo y el tipo y duración del ejercicio que se realiza.

Mientras que el ejercicio aeróbico utiliza más glucógeno, el ejercicio anaeróbico tiende a utilizar más grasa. Los depósitos de glucógeno son pequeños en comparación con las reservas de grasa, por lo que se pueden agotar más rápidamente. Cuando los músculos y el hígado agotan tus reservas de glucógeno, la producción de energía, tanto física como mental, disminuye.

El glucógeno del hígado servirá para suministrar glucosa al cerebro para poder obtener energía, por tanto, cuando los niveles de glucógeno hepático están bajos o se agotan, el estado de alerta mental y la función cerebral se ven afectadas. En 1990, L. Vecchiet y varios colaboradores publicaron sus hallazgos sobre la investigación sobre la influencia de L-Carnitina en el ejercicio físico máximo en el European Journal of Applied Physiology. Estos investigadores realizaron un estudio con hombres sanos, de entre veintidós a treinta años, con estilos de vida similares y una buena condición física.

Los sujetos experimentales tomaron 2 g de L-carnitina noventa minutos antes de realizar varias pruebas de esfuerzo. Los investigadores midieron el rendimiento del ejercicio y la cantidad de oxígeno en los sujetos que se ejercitaban en una máquina de ciclo estacionario.

Se detectaron de inmediato los efectos beneficiosos de la dosis única de la carnitina. Se observó un aumento en la potencia de salida, así como un aumento en la cantidad total de trabajo. Las concentraciones en sangre de ácido láctico también se redujeron cuando los sujetos tomaron la dosis de 2 g de L–carnitina antes de las sesiones de ejercicio.

Reduce las agujetas
Cuando se hace ejercicio regularmente y se aumenta progresivamente el tiempo y la intensidad de las sesiones, el dolor muscular se produce a veces un día o dos más tarde. Esto se conoce como retraso en la aparición del dolor muscular, llamadas popularmente agujetas, por los fisiólogos del ejercicio y es un efecto secundario común de un trabajo físico intenso.

Los síntomas del DMAR incluyen dolor en el movimiento, sensibilidad y sensación de hinchazón y cierta rigidez de los músculos. Las personas que levantan pesas suelen experimentar esta sensación el día después de una sesión especialmente intensa. Se cree que es el daño celular y una compleja serie de cambios bioquímicos los que producen el DMAR.

La administración de L-carnitina también se ha demostrado determinante a la hora de proteger el tejido muscular del daño inducido por el ejercicio por medio de la estimulación de la vasodilatación, o circulación de la sangre, lo que resulta en un mejor suministro de la sangre a los músculos de trabajo y mejora la eliminación de productos metabólicos de desechos o tóxicos.

En un estudio, la Dra. María Giamberadino dio a seis varones 3 gramos de l-carnitina o placebo durante tres semanas para saber si los suplementos de carnitina podrían ayudar a reducir el DOMS. Esta investigación determinó el efecto protector que tiene este suplemento.

Protege el músculo

Diversas investigaciones también han indicado que cuando los músculos están cargados con carnitina, tienden a reducir la descomposición de los aminoácidos que componen las proteínas para la producción de energía. Evitar el uso de estos aminoácidos para energía reduce la descomposición muscular y facilita que se incorporen en los procesos de reparación.

Así pues, además de una ingesta de proteínas adecuada, una mayor cantidad de carnitina en los músculos puede evitar el uso de aminoácidos para la producción de energía durante el ejercicio y, por tanto, ayudará a proteger el músculo de su degradación. Esto es un factor muy importante cuando se está en etapa de definición muscular.

Si observamos todos los estudios médicos actuales, existen ciertas lagunas o incongruencias en la investigación de la relación entre la carnitina y el ejercicio. En algunos círculos científicos, esto puede estimular el debate y la controversia.

Sin embargo, cuando se examina el cuerpo total de la investigación sobre este suplemento, podemos observar los numerosos beneficios que nos puede aportar. Lo que todas las investigaciones sí concluyen es que la suplementación con carnitina en cantidades de entre 1 y 4 gramos por día se tolera perfectamente en períodos de estudios que van desde las pocas semanas hasta un año entero.

Recomendaciones

La mayoría de la evidencia científica está a favor de utilizar la carnitina como ayuda para mejorar el rendimiento de los deportistas y atletas de competición y para los demás usos que hemos ido mencionando.

Para favorecer su funcionalidad, debes asegurarte de que se están recibiendo las dosis suficientes de todos los nutrientes esenciales, como vitaminas, minerales, carbohidratos, proteínas y grasas no saturadas. Además, existen otros suplementos que pueden complementar su uso, como son la creatina o la glutamina.

Aumento de la capacidad de trabajo

Otros de sus beneficios es que habrá una mayor capacidad de trabajo, es decir, se podrá levantar más peso, realizar más repeticiones o correr más rápido y durante más tiempo.

Esto se debe a que niveles más altos ayudan a disminuir el dolor, el daño muscular y los marcadores de estrés metabólico por ejercicio de alta intensidad al reducir la producción de ácido láctico.

Mejora de la recuperación

Una de las razones para tomar este suplemento es la prevención de la acumulación de ácido láctico en los músculos, como ya hemos visto en el punto anterior, un factor limitante que inhibe el rendimiento y causa dolor muscular. Por tanto, si se produce menos y se es capaz de eliminarlo más rápido, nos recuperaremos antes.

Al tomarla, también se apoyará la respuesta anabólica al ejercicio por la regulación de receptores de andrógenos. Al aumentar los receptores de andrógenos, se produce una mayor captación celular de testosterona y un aumento de la síntesis de las proteínas. El tejido dañado durante el entrenamiento se regenerará más rápido y se acelerará la recuperación.

Reacción a la insulina

Recientemente, está emergiendo como un suplemento ideal para prevenir la diabetes debido a su incidencia en el metabolismo de las grasas. También puede contrarrestar otras enfermedades metabólicas como la aterosclerosis y mejorar la salud cardiovascular.

La clave para mejorar la salud en relación con la insulina es mantener un hábito correcto de vida, tomar regularmente ácidos grasos omega-3, una dieta alta en proteínas, ejercicio regular y un suplemento de carnitina.

Caquexia

La caquexia se caracteriza por una pérdida progresiva de peso, de masa muscular, disminución cognitiva y una función deficiente de los órganos, entre otras cosas, y está relacionada con enfermedades como el cáncer, SIDA y otras enfermedades del corazón o pulmonares.

Los pacientes que sufren de este mal tienen niveles muy bajos de carnitina y el metabolismo se ve afectado. Una administración de carnitina puede suponer una mejora en el estilo de vida de los pacientes y una ayuda a la hora de combatir la progresión de estas enfermedades que amenazan su vida.

## Fertilidad masculina

Tener los niveles de carnitina adecuados se ha mostrado como un factor necesario para la fertilidad masculina. Varios estudios han confirmado que los hombres fértiles tienen mayores niveles de carnitina y se ha asociado con un esperma saludable.

En 1979, varios investigadores noruegos descubrieron una conexión entre sus niveles y la viabilidad de los espermatozoides. Dos décadas después, investigadores italianos realizaron un importante estudio en el que se examinó los efectos de la administración de carnitina en hombres que padecían asternospermia, una inexplicable disminución de la vitalidad de los espermatozoides. El Dr. M. Costa y sus compañeros de estudio administraron 3 gramos por día en dosis divididas en un gramo después de cada comida a cien hombres con astenospermia durante cuatro meses. Al acabar ese periodo, se evaluaron de nuevo las muestras de esperma y se observó un aumento en el número de espermatozoides y su movilidad. Los investigadores concluyeron que su administración oral podría mejorar la calidad del esperma en hombres con astenospermia y señalaron que esto podría ser un tratamiento útil en casos similares.

Su administración para aumentar la fertilidad masculina se puede complementar con otros nutrientes como el zinc, la vitamina C, la B12 y el arminoácido L-Arginina.

## Piel grasa

Una crema tópica con carnitina puede mejorar la salud de la piel al controlar la cantidad de aceites que salen de los poros, haciéndola menos aceitosa y una apariencia, en general, más suave.

Síndrome de la fatiga crónica

Con la carnitina, también podemos ayudar en casos de síndrome de fatiga crónica. El SFC es una enfermedad caracterizada por fatiga persistente y algunos de sus síntomas son dolor muscular y de articulaciones, depresión, ansiedad, irritabilidad, dolores de cabeza, problemas intestinales y pérdida de apetito.

Investigadores del Centro del Síndrome de Fatiga Crónica en Chicago descubrieron que los niveles de suero sanguíneo de carnitina podría ser un factor clave en el SFC. En un estudio, determinaron que los pacientes que lo sufrían tenían niveles significativamente más bajos de carnitina en su cuerpo que personas sin él.

Los investigadores encontraron varios factores comunes en todos sus pacientes, como unas mitocondrias musculares anormales con función deprimida y, por tanto, tenían más fluidos ácidos en su organismo. Estas anomalías mitocondriales pueden conducir al SFC. Este descubrimiento les inspiró para probar cómo la administración de suplementos de carnitina podría afectar a los pacientes con SFC.

En un estudio realizado en 1997, a personas con síndrome de fatiga crónica se les administraron 3 gramos de l-carnitina al día en tres dosis divididas durante ocho semanas. Se observaron mejoras significativas en la condición del SFC entre las semanas cuatro y ocho. Al final de todo el tratamiento, los investigadores encontraron que la administración de carnitina había producido mejoras, como una mayor capacidad de trabajo, un mejor sueño, mejor concentración y mejorías generales físicas y mentales.

Esta conexión entre la deficiencia de carnitina y las anomalías que pueden conducir al síndrome de fatiga crónica, muestra que la carnitina podría ayudar en el tratamiento de las personas con síndrome de fatiga crónica, así como proporcionar a los demás una posible vía de prevención del SFC.

No obstante, es preocupante como los médicos no comprueban esta deficiencia en pacientes que sufren de cansancio generalizado. Con unos análisis de sangre y de orina se podrían comprobar los niveles muy fácilmente.

Incluso sin un diagnóstico probado, la l-carnitina parece efectiva para contrarrestar la fatiga en pacientes que no responden para ningún otro tratamiento. Se pudo comprobar con el estudio titulado "L-Carnitina como tratamiento de letargia en niños con problemas neurológicos" en el que un grupo de jóvenes pudieron ver como recuperaban cierta energía gracias a su suplementación.

Además, los efectos secundarios son inexistentes, por lo que los investigadores han declarado este suplemento como seguro para usar tanto en niños como en adultos. Incluso se ha probado en grupos de personas mayores de cien años sin el menor rastro de efectos perjudiciales.

Sin embargo, a pesar de los resultados positivos de pruebas y ensayos clínicos, los médicos siguen sin buscar deficiencia de este aminoácido cuando buscan las causas de fatiga.

Otras aplicaciones:

En su presencia las grasas son transportadas al interior de la mitocondria, lo que facilita la cadena energética de reserva y con ello evita la acumulación posterior en el tejido adiposo de la grasa no utilizada.

En todos los trastornos del metabolismo de las grasas, tales como hipercolesterol, obesidad, hígado graso, arteriosclerosis, etc.

Todas las cardiopatías, especialmente aquellas que cursen con isquemias repetidas. Corazón senil y especialmente la angina de pecho.

Anorexia y falta de ácidos grasos alimentarios.

Esterilidad masculina por falta de movilidad de los espermatozoides.

Cualquier situación de debilidad muscular crónica o por sobreesfuerzo.

Heridas, traumatismos y enfermedades debilitantes, así como baja resistencia a las infecciones.
Diabetes.
Distrofías musculares progresivas, esclerosis múltiple y ataxias.
Fibromialgia
Esclerosis múltiple
Enfermedad de riñón
Cáncer y quimioterapia
Edad avanzada
Corazón y Alzheimer

La evidencia es mucho más clara para el papel de la carnitina en la lucha contra las enfermedades de corazón. Varios estudios han indicado que su suplementación puede ser eficaz en restringir el daño al músculo del corazón que típicamente sigue a un infarto de miocardio. Además, también contribuye a la mejora de las tasas de supervivencia y tolerancia al ejercicio de aquellos que sufren insuficiencia cardíaca progresiva o angina
Los diferentes estudios sugieren que los suplementos de acetil-l-carnitina podrían retrasar el avance de la enfermedad de Alzheimer y otras formas de demencias seniles. Los terapeutas nutricionales también afirman que dicha suplementación puede mejorar la memoria y otras funciones cognitivas en adultos jóvenes sanos.


Dosis y recomendaciones
Tomar la cantidad correcta es clave para poder obtener los beneficios descritos en los estudios científicos. Para propósitos nutricionales o como parte de un programa cardiovascular de bienestar, es suficiente con una dosis de 500 – 1500 mg de L-carnitina al día. Incluso niveles más bajos de 100-500 mg también pueden ser útiles si se toma de

manera regular. Lo más indicado sería comprobar los niveles actuales para poder decidir cuál es la dosis necesaria.

Las dosis terapéuticas utilizadas en los estudios clínicos que reportan mayores beneficios van de 2 a 4 gramos de L-Carnitina por día.

## ACETIL L-CARNITINA

La Acetil L-carnitina (ALC) es el ester más conocido de L-carnitina. Comparte las mismas propiedades pero tiene algunas particularidades, por ejemplo es capaz de ofrecer mayor protección al sistema nervioso que otras formas de carnitina. Esta cualidad se debe a que es capaz de atravesar la barrera que separa el torrente sanguíneo del sistema nervioso central (barrera hematoencefálica).

Quienes defienden los suplementos nutricionales siempre han querido subrayar los beneficios potenciales de una suplementación de **acetil-L-Carnitina** o L-Carnitina. Se ha probado que el acetil es un potente antioxidante, una gran arma en el tratamiento de las enfermedades cardíacas crónicas y agudas, como ayuda para la producción de energía y como un impulso para la función cognitiva.

Aunque las pruebas aún no son definitivamente concluyentes, también se ha sugerido que el acetil-l-carnitina puede jugar un papel clave en la reducción de la producción de la hormona del estrés, el cortisol. Esta hormona está implicada como factor en el envejecimiento prematuro y se asocia a varias enfermedades.

Se cree que el exceso de cortisol puede suprimir los niveles de dehidroepiandrosterona (DHEA), la hormona adrenal más importante, cuya presencia ayuda a proteger contra enfermedades degenerativas asociadas comúnmente con el envejecimiento. Los niveles de DHEA empiezan a descender a partir de los veinte años, a la vez que los niveles de cortisol empiezan a subir. Ambos procesos conducirían a un deterioro corporal.

Hasta ahora, se han realizado varios ensayos complementando la dieta de ratas de laboratorio con acetil y se ha demostrado que aumenta los niveles tisulares de L-carnitina, que suelen disminuir con la edad y mejora el metabolismo de la energía dentro de las mitocondrias de las células.

Esta investigación ha generado un gran interés, aunque la medicina convencional todavía no se ha pronunciado sobre las implicaciones que podría tener a largo plazo para la salud humana. Se han programado varios ensayos clínicos a gran escala para poder seguir investigando en esta dirección.

La actividad de la acetil L-carnitina está relacionada con la capacidad de mejorar el metabolismo de las mitocondrias y mejorar la neurotransmisión colinérgica (acetil colina). La acetil L-carnitina comparte con la L-carnitina la capacidad de transportar los ácidos grasos de cadena larga al interior de las mitocondrias, pero se diferencia de ella en que una vez en el interior de la mitocondria, puede donar su grupo acetil que es utilizado en el ciclo de Krebs para obtener energía.

La Acetil L-carnitina incrementa la energía celular estimulando la captación de acetil CoA en las mitocondrias durante la oxidación de los ácidos grasos. Esta cualidad mejora las funciones cognitivas, la memoria y la concentración. La mayor energía celular junto con la actividad antioxidante y de mantenimiento de las membranas de la acetil L-carnitina previene la muerte de las neuronas.

Al igual que con la suplementación con L-carnitina, la sensibilidad a la insulina y la captación de glucosa puede mejorar con la suplementación con Acetil L-carnitina, pero en el caso de la ALC mejora especialmente en el sistema nervioso.

Otros aspectos relacionados con la acetil L-carnitina es la regulación de la expresión de genes, síntesis de fosfolípidos y síntesis de proteínas.

Rendimiento cognitivo y la motivación
La carnitina, en forma de **acetil-l-carnitina**, mejorará la función cerebral y aumentará la motivación, lo cual es un gran complemento para aquellas personas que quieran perder peso.
Se trata de un potente antioxidante que puede desintoxicar el cerebro de metales pesados. Además, se le vincula con el ácido alfa lipoico para apoyar los niveles de dopamina y aumentar la capacidad de atención y motivación.

## GLICINA
C2 H3 02 N

Este es otro aminoácido no esencial que forma parte del Glutatión reducido, compuesto que como ya sabemos es decisivo para las funciones hepáticas de desintoxicación.

Funciones orgánicas:

Interviene en la formación de los ácidos nucleicos, en la producción de sales biliares y en la regulación de las transaminasas hepáticas.
Es constituyente esencial en la formación del tejido colágeno y la elastina, favoreciendo la síntesis de las proteínas y los ácidos nucleicos, y por ello la formación del tejido muscular.
Es un potente regenerador cutáneo que actúa como reparador de tejidos dañados en las heridas y traumatismos, evitando la formación de queloides y tejidos no elásticos. Este efecto se ve potenciado por la acción de la arginina y la creatinina, sustancias ambas muy importantes en la formación de tejido sano.

Estimula la absorción de los otros aminoácidos a nivel digestivo, favoreciendo su transformación en proteínas específicas.

Regula la acción de los neurotransmisores, actuando como frenador en aquellas patologías en las cuales hay un exceso en la actividad nerviosa.

Favorece también la función de otros nutrientes que intervienen en el desarrollo intelectual y cerebral.

Aplicaciones no carenciales:

Lo podemos emplear en todos los casos de poco desarrollo muscular, especialmente si va unido a hepatopatías.

En la reparación de los tejidos dañados por traumatismos o que se regeneran con lentitud, como ocurre en la vejez.

Es útil en todas las patologías del sistema nervioso que afecten a la espina dorsal y por ello es correcto emplearlo en la distrofia muscular, la esclerosis múltiple, la ataxia, el parkinsonismo o la espina bífida.

Mejora los estados emocionales que cursan con ansiedad, irritabilidad o agresividad, así como los trastornos del sueño en los que hay pesadillas.

Estabiliza y regula la producción de ácidos gástricos y es un apoyo para la regulación de las tasas de colesterol al mejorar la absorción de los ácidos grasos esenciales, al mismo tiempo que frena la excesiva motilidad intestinal.

Es un factor antienvejecimiento al estimular de nuevo la glándula pituitaria y evitar la hipertrofia de la próstata.

Regula también otras glándulas endocrinas como el páncreas y los genitales.

Controla las alteraciones del ritmo cardiaco como las arritmias, extrasístoles y taquicardias.

Cantidad aproximada de glicina:

Gelatina: 23,6
Harina blanca: 7,0
Hígado de vaca: 6,3
Pescado: 5,6
Cacahuete: 5,0
Carne: 5,0
Huevo: 3,7
Soja: 4,6
Leche: 2,3

## HISTIDINA
C6 H9 02 N3

Aminoácido no esencial que, sin embargo, cumple con una función vital, como es el ser un precursor de la histamina. Esta sustancia que liberada en cantidades importantes puede desencadenar serios problemas de salud, no es algo nefasto en nuestro organismo sino un aviso de que nuestra salud está en peligro. Sin su presencia, ante un antígeno podría desencadenarse una crisis alérgica de consecuencias graves o mortales. Por tanto, de los niveles de este aminoácido depende en gran manera la cantidad de histamina corporal.

Funciones orgánicas:

Centrándonos en su misión más importante, la formación y acción de la histamina, encontramos que es decisiva en todas las funciones de este neurotransmisor, entre ellas la de evitar la acumulación de metales y oligoelementos, permitiendo que puedan realizar las funciones que les son propias. Entre ellos tenemos al cobre, el hierro y el zinc.
Sabemos también que la histidina es necesaria para el equilibrio del sistema nervioso y que sus alteraciones o carencias pueden dar lugar a esquizofrenias, delirios y

psicosis graves. En los casos leves podemos encontrar náuseas y vómitos de la embarazada por rechazo al niño, fatiga por falta de motivación, anorexia nerviosa por exceso de peso o ansiedad. Los deseos de suicido en las depresiones son también una indicación para la histidina.

Como regulador de la histamina interviene en todos los procesos de naturaleza alérgica, protegiendo a los tejidos y células contra los antígenos, al mismo tiempo que potencia el sistema inmunitario. Con su administración podemos controlar los efectos espectaculares que suele producir la histamina y eliminar los anticuerpos causantes, protegiendo a los mastocitos. Por ello se está empezando a emplear en las enfermedades autoinmunes, para las cuales apenas si hay tratamientos. Algunas de ellas, como el vitíligo, la hepatitis crónica, la artritis reumatoide o la esclerosis múltiple, podrían verse beneficiadas con dosis extras de histidina, aunque no hay nada confirmado en este aspecto.

También sabemos que estimula el crecimiento en los niños, regula el sistema nervioso hiperexcitado, controla la tensión arterial alta producida por estrés, favorece la formación de las células sanguíneas y tiene un buen efecto en potenciar la libido.

Aplicaciones no carenciales:

En general, cualquier inmunodeficiencia o enfermedad autoinmune.

En las intoxicaciones por metales pesados o por exceso de metales en la dieta en unión a la vitamina C.

Para mejorar la digestión de las proteínas.

Como protector de la vaina de mielina de los nervios.

Para mejorar la respuesta sexual en ambos sexos en unión a la arginina y metionina.

En todas las patologías del comportamiento, especialmente las más intensas, incluido el deseo de suicidio. Por supuesto, en estos casos siempre bajo control de un médico psiquiatra.

En todas las alergias crónicas, como preventivo.
En las anemias por mala quelación de hierro.

Cantidad aproximada de histidina:

Carne: 3,3
Soja: 2,9
Leche: 2,8
Pescado: 2,6
Hígado de vaca: 2,5
Maíz: 2,5
Huevo: 2,4
Trigo integral: 2,1
Harina blanca: 2,2
Patata: 2,2
Cacahuete: 2,1
Avena: 2,0
Gelatina: 0,9
Pan: 2,3
Arroz: 1,7

## ORNITINA

Aminoácido no esencial dependiente del consumo de Arginina, con quien comparte la mayoría de las acciones farmacológicas. Además, es capaz de sintetizar durante el ciclo de la urea a otros aminoácidos como el ácido glutámico y la prolina.
Su acción anabolizante es muy intensa y puede entrar incluso en la mitocondria (parte de la célula).

Funciones orgánicas:

Regula el ciclo de la urea, pudiendo incluso aprovecharlo para volver a elaborar nuevos aminoácidos esenciales y evita la formación de amoníaco cerebral.

Fortalece el sistema inmunitario, especialmente la acción de los linfocitos de la serie T3, los más activos contra las invasiones bacterianas.

Activa el metabolismo de las grasas, evitando los depósitos en las arterias e hígado y permitiendo que pueda ser utilizado en la cadena energética.

Colabora en la síntesis de las proteínas, tienen efecto protector sobre el hígado y ayuda a la conversión de los aminoácidos en proteínas específicas.

Estimula el sistema nervioso deprimido.

Favorece la regeneración de los tejidos cutáneos dañados y mantiene la integridad del ADN, favoreciendo el crecimiento celular sano.

Mejora el número de espermatozoides, ayudando a su maduración y longevidad.

Mantiene el tejido muscular y tendinoso en buen estado, contribuyendo a la elasticidad de los tendones.

Contribuye al mantenimiento del peso corporal y evita la acumulación de las grasas en el tejido adiposo.

Favorece el desarrollo muscular y el crecimiento en los jóvenes.

Aplicaciones no carenciales:

Mantenimiento de la elasticidad muscular, ligamentosa y tendinosa.

Impedir las atrofias musculares por falta de ejercicio o por enfermedades distróficas causadas por un sistema nervioso defectuoso.

Evitar la formación excesiva del amoniaco y la urea.

Reforzar las defensas y la fecundidad masculina.

Proteger al hígado de la degeneración grasa y de la carencia de proteínas.

Impedir las lesiones arterioscleróticas.

## PROLINA
C7 H12 04 N2

Tiene una acción similar a la de la vitamina C, en cuanto a su acción sobre el colágeno, y es por eso que se está utilizando ampliamente en cosmética para prevenir las arrugas. El cuerpo humano la transforma en hidroxiprolina, una forma más activa en el trabajo de relleno cutáneo, al mismo tiempo que confiere una gran elasticidad a la epidermis, los tendones y ligamentos.

Favorece también la acción de los neurotransmisores y permite así que se liberen mayor cantidad de endorfinas u hormonas de la felicidad, como se las considera actualmente. Sus acciones estarían, preferentemente, centradas en mantener una piel sana y bella, así como en actuar sobre el tejido cerebral.

Funciones orgánicas:

Impedir el resecamiento prematuro de la piel y la pérdida de elasticidad, contribuyendo a crear el tejido de relleno que mantendrá la piel libre de arrugas. Evita la pérdida de elasticidad propia de la vejez, siendo de gran ayuda en deportistas.

Colabora también en la restauración de los tejidos dañados por heridas o traumatismos.

Mantiene la bolsa sinovial de las articulaciones en buen estado y ayuda a la formación del líquido sinovial.

Es un buen antidepresivo si se usa en unión a la fenilalanina.

Junto a la arginina es un anabolizante de efecto rápido, aunque moderado.

Junto al sílice, mantiene los ligamentos en buen estado y con la suficiente solidez para que no se disloquen las articulaciones al realizar esfuerzos musculares intensos.

Cantidad aproximada de aminoácidos:

Gelatina: 15,3 (Hidroxiprolina 13,0)
Harina blanca: 8,0
Carne: 6,0 (Hidroxiprolina 1,0)
Soja: 5,0
Hígado: 4,0
Pescado: 3,0

**SERINA**
$C_2 H_7 O_3 N$

Empleado esencialmente como cosmético por sus propiedades como hidratante de la piel, este aminoácido no esencial tiene un cierto interés por participar en la síntesis del glucógeno hepático y por tanto en el metabolismo energético.

Funciones orgánicas:

Tiene efectos anabolizantes en unión a la coenzima B-12 y el aminoácido lisina.
Debe formar parte del ciclo de otros aminoácidos, como la cistina, la prolina y la treonina, para poder ejercer sus acciones metabólicas, al mismo tiempo que potencia la acción de estos.
Es importante para mantener la permeabilidad de las paredes vasculares e impedir su esclerosis.
Participa en la síntesis de la insulina, regulando su presencia en sangre.
Mantiene al hígado en buen estado al colaborar en la captación de la glucosa sanguínea, la cual se transformará en glucógeno.
Evita el envejecimiento prematuro de la piel ayudándola a fijar el agua en sus células.

Cantidad aproximada de serina:

Maíz: 8,5
Huevo: 7,5
Hígado de vaca: 7,3
Carne: 6,0
Trigo integral: 4,3
Harina blanca: 4,0
Soja: 4,2
Pescado: 4,0
Leche: 4,3
Gelatina: 3,5

**TIROSINA**
C2 H11 03 N

Aunque no es un aminoácido esencial ya que puede ser elaborado por el organismo humano a partir de la fenilalanina, su función es vital para el mantenimiento de la salud por lo que cualquier carencia puede ser grave.
Su papel principal está centrado en la glándula tiroides ya que unido al yodo formará la hormona tiroxina, una de las más importantes en el metabolismo. Aunque como sabemos este aminoácido puede sintetizarse a partir de la fenilalanina es posible que en numerosas patologías, en las cuales aumenten las necesidades de hormonas, la cantidad existente pueda ser insuficiente y dar lugar a insuficiencia de tirosina.
Tal importante es su papel que este aminoácido se encuentra distribuido ampliamente por todo el organismo, incluido el suero y el tejido cerebral.

Funciones orgánicas:

Participa junto a la fenilalanina, al cobre y a las vitaminas C y PABA, en la pigmentación de la piel y pelo.
Es esencial en la formación y acción de neurotransmisores como la dopamina y la norepinefrina.

Participa en el buen funcionamiento de los impulsos nerviosos que llegan al corazón, el cerebro, los bronquios y el útero.

Actúa sobre el sistema emocional, quizá a través del tiroides y de la producción de endorfinas, y su acción es decisiva para mantener un buen estado de alerta, capacidad de respuesta a los estímulos, evitando al mismo tiempo las depresiones.

Modera la acción perjudicial de los antígenos ambientales y frena la acción de la histamina liberada en las alergias.

Mantiene la actividad tiroidea en buen estado, participando activamente en el metabolismo energético.

Junto con otras hormonas adrenales regula la tensión arterial.

Forma parte secundaria en el sistema defensivo a través de su acción sobre los leucocitos.

Es un antioxidante moderado a nivel general y bastante activo en neutralizar los radicales libres que se producen por causas ambientales, especialmente de los rayos ultravioleta.

Aplicaciones generales:

Cualquiera alteración en la pigmentación de la piel o el pelo, especialmente vitíligo. Se puede emplear en estos casos de forma tópica o ingerida, mejor unido a la fenilalanina.

Enfermedades degenerativas del sistema nervioso o cerebral como es el parkinsonismo, la demencia senil, temblores, pérdida de memoria o falta de reflejos. En estos casos hay que unirla a fosfolípidos y vitamina B6.

Depresiones crónicas y agudas., en forma de L-Tirosina

Alergias primaverales.

Bocio, hipotiroidismo y carencia de yodo.

Obesidad.

Bulimia, unida a la fenilalanina y al zinc, níquel y cobalto.

Edemas en las pantorrillas en personas obesas.

Tensión sanguínea descompensada.

Cantidad aproximada de tirosina:

Maíz: 6,0
Leche: 6,0
Arroz: 5,7
Pan: 4,4
Avena: 4,5
Cacahuete: 4,4
Soja: 4,0
Carne: 4,0
Trigo integral: 4,0
Harina blanca: 3,8
Pescado: 3,8
Hígado de vaca: 3,9
Gelatina: 0,5

## TAURINA

Aunque no está considerado un aminoácido básico en la alimentación humana (es un aminoácido sulfónico, azufrado), cuya síntesis se realiza a partir de los aminoácidos metionina y cisteína en presencia de la vitamina B6, con grandes aplicaciones terapéuticas.

La taurina se encuentra principalmente en las áreas de alta actividad eléctrica, tales como el ojo, el cerebro y el corazón. La función más importante es estabilizar las membranas de las células nerviosas. Si la membrana de la célula está eléctricamente inestable, la célula nerviosa puede activarse con demasiada rapidez y erráticamente, lo cual puede causar algunas formas de epilepsia. Otra teoría de la epilepsia sostiene que es causada por cantidades anormales de ácido glutámico en el cerebro. De acuerdo con esta teoría, la taurina trabajaría normalizando los niveles de ácido glutámico.

Algunos estudios han demostrado que la falta de taurina durante las 2 primeras semanas de vida afecta permanentemente el nivel de algunos aminoácidos en el cerebro. El nivel aumentado de ácido glutámico puede hacer a un organismo más propenso a las crisis convulsivas durante ciertas situaciones de estrés, tales como una fiebre alta, estimulación excesiva, trauma, cambios dietéticos o cualquiera de estas circunstancias en combinación con factores genéticos o daño cerebral. Sin embargo, existe controversia a este respecto, puesto que hay trabajos que han encontrado que la taurina no produce beneficio ninguno en algunos casos de epilepsia. Se requiere de investigación adicional para determinar cuáles de los muchos tipos de epilepsia que existen, pueden responder a la taurina y cuáles son las dosis óptimas.

También se han hecho estudios en relación con el uso de la taurina en el síndrome de abstinencia del alcohol con resultados muy positivos en lo tocante al desarrollo de algunos de los síntomas más graves de este tipo de trastorno, tales como el delirio y las alucinaciones. La taurina también disminuye las molestias en el síndrome de abstinencia por adicción a la morfina.

Funciones orgánicas:

Aunque es sintetizado a partir de la metionina y la cistina, se puede encontrar en cantidades muy altas en la carne de buey y toro, así como en la leche materna o bovina.

En relación a las enfermedades cardíacas, podemos decir que la taurina comprende más de 50% de los aminoácidos libres en el corazón. La taurina mejora la fuerza del músculo del corazón, previniendo el desarrollo de cardiomiopatías.

En las enfermedades oculares, se sabe que existen altas concentraciones de taurina en la retina del ojo, donde parece que funciona como un *buffer celular* protegiendo a las células retinales de los efectos dañinos de la luz ultravioleta y las sustancias tóxicas.

Este aminoácido resulta eficaz también en el tratamiento de la diabetes y en los cálculos biliares, donde la taurina es un componente normal de la bilis (no hay que olvidar que la glicina y la metionina son los otros aminoácidos esenciales para funcionamiento adecuado de la vesícula biliar). Se sabe que la taurina se enlaza a ciertas sales biliares, y por ello mejora su habilidad para digerir la grasa. Los estudios animales han demostrado que la complementación con taurina puede inhibir la formación de cálculos biliares, aunque aún no ha sido probado en humanos.

Otro ejemplo de la importancia de la taurina lo encontramos en la fibrosis quística, una enfermedad que frecuentemente conduce a una deficiencia de ácidos grasos esenciales y otros nutrientes solubles en grasa. Estas deficiencias pueden a veces ser corregidas mediante la administración de enzimas pancreáticas. Sin embargo, algunos pacientes con fibrosis quística también tienen una anormalidad de la función biliar que resulta en una mala absorción de las grasas. Esta anormalidad parece ser debida en parte a una deficiencia de taurina, la cual juega un papel clave en la acción digestiva de la bilis.

Otra enfermedad en la que puede emplearse la taurina como terapia nutricional es en la epilepsia, donde se ha demostrado que la taurina disminuye la frecuencia de las crisis convulsivas de la epilepsia en varios modelos animales. La taurina ha demostrado también una *actividad anti-epiléptica definitiva potente y de larga duración* en un grupo de epilépticos que no respondieron a los medicamentos convencionales. Este efecto antiepiléptico fue visto en la taurina a dosis entre 200 y 1500 mg. al día.

En lo referente a su toxicidad, la taurina es generalmente bien tolerada. No se conocen serios efectos colaterales a las dosis terapéuticas usuales de 1-3 gramos al día. Los pacientes con enfermedad hepática han sido tratados con hasta 18 gramas de taurina durante 6 meses (para aliviar los calambres musculares, dolorosos), sin problemas aparentes. Sin embargo, y a pesar de los muchos estudios clínicos, la verdad es que la dosis óptima de taurina no se conoce. Los médicos orientados en la nutrición generalmente prescriben de 500 a 1000 mg 2 a 3 veces al día, para adultos.

En palabras sencillas podemos afirmar a modo de conclusión que se ha demostrado que la taurina es segura y también es un tratamiento efectivo para la insuficiencia cardiaca congestiva. La investigación adicional sugiere que puede ayudar a prevenir la degeneración macular (relativa al ojo), los cálculos biliares, y las complicaciones de la diabetes. La taurina mejora la absorción de grasas en algunos individuos con fibrosis quística y puede prevenir las crisis epilépticas en algunos casos, pero la investigación es conflictiva. Los vegetarianos, los ancianos y la gente con síndromes de mala absorción pueden necesitar taurina adicional.

Otros efectos:

Es un factor importante en la formación de hormonas femeninas, en especial los estrógenos.

En la niñez parece ser muy importante en el desarrollo intelectual, la potencia muscular y el correcto funcionamiento de los músculos oculares. Estas funciones se cree que no son tan importantes en la edad adulta, quizá porque entonces el organismo ya puede metabolizar cantidades suficientemente altas de taurina como para cubrir las necesidades.

Estabiliza la excitabilidad nerviosa en la infancia e impide su alteración o degeneración.

Mantiene el líquido encéfalo raquídeo en suficiente cantidad y buen estado.

Se comporta como un neurotransmisor modulador.

Disuelve las grasas corporales y ayuda a la formación de la bilis.

Controla los niveles de colesterol a través de su acción sobre la vesícula biliar.

Regula la agregabilidad plaquetaria, mejorando la circulación sanguínea en las arterias de pequeño calibre.

Ayuda al buen metabolismo del calcio.

Mejora las funciones endocrinas en general y tiene un positivo efecto antienvejecimiento.
Interviene en el intercambio iónico sodio y potasio.
Es un factor de tolerancia hacia la glucosa.
Mejora el cociente intelectual en los niños.
Estimula la producción de linfocitos y fagocitos.
Evita la degeneración cerebral en la vejez.

Se puede emplear en:

Todas las alteraciones oculares, incluida la miopía.
Las jaquecas, migrañas y acúfenos.
Las distrofias musculares y para potenciar el desarrollo muscular.
En la diabetes en unión al zinc y el cromo.
En los retrasos mentales de la infancia y la degeneración cerebral del anciano.
Para mejorar las funciones biliares y luchar contra el exceso de colesterol.
Como tratamiento complementario de la epilepsia del niño.
Como protector hepático y cardiaco.

## ALANINA

Aminoácido neutro que forma parte del código genético.
Se trata de un aminoácido no esencial que puede ser considerado esencial en ciertas circunstancias.
El carbono alfa tiene como sustituyente a un grupo metilo levo-rotatorio, lo cual lo hace uno de los aminoácidos más sencillos en cuanto a estructura molecular.

Es el aminoácido más pequeño después de la glicina y se clasifica como hidrofóbico.
La alanina existe en dos formas o isómeros distintos: L-alanina y D-alanina:

La L-alanina es uno de los 20 aminoácidos proteicos y el segundo por importancia después de la leucina, mientras que la D-alanina se encuentra en las paredes celulares bacterianas y en algunos péptidos antibióticos.

La alanina procede de la transaminación del glutamato con el piruvato:

*Glutamato + piruvato = α cetoglutarato + alanina*

Procedencia:
Son fuentes excelentes la carne, el pollo, el pescado, los huevos y los productos lácteos; también algunos vegetales ricos en proteínas.

Se encuentra en altas concentraciones en el tejido muscular; es uno de los aminoácidos más usados en la construcción de proteínas; en promedio, en la composición de éstas le corresponde cerca del 9 % (en moles). El exceso puede ser degradado en glucosa y usado como fuente de energía para los músculos, el cerebro y el sistema nervioso central.

Se halla presente en el fluido prostático, y puede jugar un papel importante en la salud de la próstata.

En los humanos tiene poca importancia terapéutica, pero ha demostrado tener capacidad de reducir el nivel de colesterol en ratas.

Otros efectos:

Está involucrado en el metabolismo del triptófano y de la vitamina piridoxina; ayuda a metabolizar los azúcares y ácidos orgánicos. Puede inhibir o reducir la neurotransmisión en el cerebro. Ha mostrado ser capaz de estimular la producción de anticuerpos. Puede ayudar a estabilizar el nivel de glucosa en sangre en personas con hipoglucemia.

# Otros nutrientes relacionados

## AMINOÁCIDOS RAMIFICADOS

Los BCAA (Branched Chain Amino Acid) son aminoácidos de altísimo valor para los deportistas y a medida en que avanzan las investigaciones se descubren más beneficios relacionados con su aporte suplementario, tanto en el atleta de resistencia como en el de sobrecarga. Las siglas BCAA hacen alusión a tres aminoácidos de cadena ramificada: la leucina, isoleucina y valina, tres de los aminoácidos esenciales que debemos consumirlos a través de la dieta ya que nuestro cuerpo no los produce por si solos. El sobrenombre de ramificados es debido a la disposición de sus cadenas.

Funciones de los aminoácidos ramificados:

Regulan la síntesis de las proteínas musculares y la degradación de las mismas.
Actúan como fuente de energía para la contracción muscular.
Reducen la fatiga actuando sobre el sistema nervioso central.
Estimulan también la producción de insulina, ayudando de esta manera a transportar glucosa y aminoácidos al interior de la célula y cumpliendo así una importante acción anabólica.

El metabolismo inicial de los aminoácidos de cadena ramificada -valina, leucina e isoleucina-, se efectúa especialmente en el músculo esquelético, más que en el hígado; siendo esto de gran importancia para el resto de los tejidos y órganos del cuerpo. Uno o más de estos aminoácidos puede ejercer un efecto regulador sobre la degradación y síntesis proteica en el músculo esquelético, siendo transportados a través de la barrera hematoencefálica por la misma vía que los aminoácidos aromáticos, pudiéndose producir una competencia entre ellos, lo que podría influir sobre la síntesis de algunos neurotransmisores, disminuyendo la concentración de los mismos.

En presencia de infección se produce un aumento de la concentración de los aminoácidos aromáticos, (especialmente fenilalanina y tirosina,) quizá debido a cierta disfunción hepática producida por el proceso séptico. También se produce un aumento en los aminoácidos que contienen sulfuro (taurina, metionina y cistina), y algo menos de los aminoácidos alanina, ácido aspártico, glutámico y prolina. No se sabe ciertamente si este aumento de aminoácidos es una respuesta para combatir la infección o algo a evitar, dejando sin aclarar si un aumento complementario sería beneficioso o perjudicial. Las últimas experiencias sugieren que la utilización de soluciones enriquecidas con estos aminoácidos aportar los siguientes beneficios:

Aumentan la producción de glucógeno.
Estimulan la síntesis proteica, especialmente la leucina.
Reducen la degradación de las proteínas.
Mejoran el proceso infeccioso.
Hay un rápido incremento en los niveles de fibrina (interviene en la coagulación), transferrina (proteína que capta el hierro de la dieta) y plaquetas.

Efectos:

En los deportes aeróbicos de larga duración como el ciclismo, maratón y triatlón, los BCAA disponibles son usados por el músculo para la formación de energía, diferenciándose del resto en que se metabolizan en el hígado, razón por la cual se consideran una fuente de energía directa para los músculos. Después de actividades prolongadas, estos aminoácidos deben ser recuperados para que no se vea afectado el rendimiento del deportista en los siguientes entrenamientos.
Entre los aminoácidos esenciales, los ramificados suponen alrededor del 40% de los requerimientos diarios en el

hombre, pues participan en el metabolismo de muchos órganos y tejidos aportando nitrógeno. Durante el ejercicio constituyen el tercer sustrato energético de la contracción muscular, estando el primero constituido por los carbohidratos (especialmente el glucógeno), el segundo serían las grasas y el tercero los tres aminoácidos ramificados: leucina, isoleucina y valina.

Es importante resaltar que el organismo utiliza las proteínas para producir energía cuando las reservas de glucógeno disminuyen pero, con independencia del estado de los depósitos de glucógeno, el metabolismo de los BCAAs está aumentado durante el ejercicio prolongado. Su carencia tras un esfuerzo prolongado o cuando se trabaja con intensidad sobre un músculo o grupo muscular, se traduce en un aumento del tiempo de recuperación y, por lo tanto, en un descenso del rendimiento del deportista ante la próxima competición o entrenamiento. Ello nos lleva a considerar que su aportación suplementaria evitará lesiones y acortará el tiempo de recuperación muscular después de un esfuerzo intenso o prolongado, estando también indicados para aquellos atletas con tiempos de recuperación largos o para deportistas que, durante la fase de entrenamiento o competición, pierdan masa muscular.

Los aportes diarios recomendados no deben superar los 20 gramos por día.

Los aminoácidos de cadena ramificada son utilizados por los deportistas para potenciar la capacidad anabólica del organismo, por lo que constituyen un soporte fundamental en quienes entrenan intensamente. También adquieren mayor importancia en atletas que están perdiendo peso mediante dietas bajas en calorías, ya que permiten preservar la masa muscular a medida que se pierde grasa.

Otras investigaciones parecen demostrar que retardan la fatiga a nivel central, normalmente asociada con altos niveles

## CREATINA (Glicina, arginina, metionina)

No confundir con **CREATININA**, producto final del metabolismo de la creatina que se encuentra en el tejido muscular y en la sangre de los vertebrados y que se excreta por la orina.

Aunque no está incluida en el grupo de aminoácidos puros, la hemos considerado imprescindible incorporarla por estar formada por tres aminoácidos -metionina, arginina y glicina- y ser de uso cotidiano en los deportistas.

La creatina es un compuesto nitrogenado sintetizado en hígado, páncreas y riñón y que también puede encontrarse en carne y pescado. Al ser sintetizada es transportada al músculo esquelético donde se fosforila para producir fosfocreatina.

Aunque frecuentemente confundida con los aminoácidos, esta molécula biológica no posee las mismas características, pues su efecto radica en que es capaz de unirse con una célula de ácido fosfórico formando un enlace de alta energía con el fósforo. Administrada exógenamente, produce:

Incremento del máximo de fuerza para una repetición.
Incremento del 70% en el número total de repeticiones.
Incremento del rendimiento de la potencia.
Reducción de la fatiga.
Mejora el control de glucosa en personas diabéticas.
Previene la pérdida muscular y debilidad ósea.
Mejora de la capacidad cognitiva, en personas mayores.
Mejora el estado de ánimo por falta de sueño  y reduce síntomas de depresión.

Por ello, la creatina es el suplemento más popular dentro de la comunidad deportiva de todo el mundo, porque tanto las evidencias científicas como los resultados obtenidos por los deportistas y personas activas, avalan los beneficios producidos por su uso.

La encontramos en los músculos en un 40 % como forma aislada y el 60% restante en forma de fosfocreatina, es decir, en la forma que proporciona energía. En un hombre de 70 kg de peso corporal hay unos 120 gramos totales de creatina. También tiene un papel importante en la regulación y mantenimiento del ATP (adenosín trifosfato) que se utiliza para la contracción muscular. Al iniciarse un movimiento el ATP que se consume en ese momento debe ser recuperado muy rápidamente puesto que la concentración en el músculo de esta sustancia debe ser siempre constante. La energía necesaria para recuperar el adenosín trifosfato que acaba de ser gastado viene de la rotura del enlace entre la creatina y el fósforo, siendo la fosfocreatina la reserva más abundante de energía en forma de enlaces fosfato que hay en el músculo y el mecanismo más rápido para recuperar el ATP. La cantidad de fósforo es una de las limitaciones más importantes en el rendimiento muscular en actividades de alta potencia. La disponibilidad de creatina libre se ha considerado fundamental para la recuperación de la fosfocreatina.

Otra función vital de la creatina es la de detener la bajada del pH del músculo, un factor que contribuye a la fatiga muscular.

Los últimos estudios demuestran que el uso de fosfocreatina empieza a disminuir después de 2 segundos de ejercicio máximo gracias a la contribución del sistema de obtención de energía del uso anaeróbico de la glucosa, que tarda unos 3 segundos en ponerse en marcha. Esto demuestra que la energía de los enlaces fosfato de la creatina sirven para mantener la cantidad de ATP necesaria hasta que empieza a intervenir el sistema anaeróbico láctico.

Al cabo de 20 a 30 segundos de actividad máxima la recuperación del ATP a partir de la fosfocreatina casi ha desaparecido y el sistema del ácido láctico sólo puede suministrar adenosín trifosfato a la mitad de su capacidad total. La consecuencia de esta situación es que la cantidad de ATP en el músculo se reduce y la fuerza y la potencia disminuye. Puede suponerse que es la bajada en la recuperación del ATP la que produce este descenso del rendimiento, lo que indica que si disponemos de un mecanismo capaz de aumentar la cantidad de fósforo intramuscular, se retrasará la disminución del ATP durante las actividades de potencia.

Globalmente podría esquematizarse según los siguientes procesos:

La creatina se renueva de forma continuada en el organismo, perdiéndose unos 2 gramos al día en forma de creatinina que se recuperan por la alimentación (en especial la carne) o mediante la síntesis que se inicia en los riñones donde, a partir de los aminoácidos glicina y arginina, se forma un producto intermedio que va al hígado donde se completa la molécula con la participación del aminoácido metionina. Sin embargo, los estudios más recientes demuestran que los complementos de creatina pueden aumentar la cantidad total que se almacena en los músculos. Se ha demostrado que la toma de 20 gramos diarios de creatina (dosis de 5 gramos cuatro veces al día) durante 5 días aumenta un 20% la cantidad de creatina y fosfocreatina en el tejido muscular.
En los atletas poco entrenados su efecto es mucho mayor que en los expertos.

**Uso deportivo**

Respecto a las precauciones a tener en cuenta para su administración, la primera es que debemos tener en cuenta es el límite en la capacidad de almacenamiento de creatina en el músculo. En condiciones normales los músculos con una composición mixta de fibras rápidas y lentas tienen una cantidad de 15 gramos de creatina por kg de músculo. El límite de acumulación de creatina es de 19-20 gramos por kg de tejido muscular, por lo que utilizar dosis más altas que las que se han mencionado (20 gr/día x 5 días) no tiene ningún sentido.

Un segundo aspecto a considerar es que el efecto mencionado puede no ser evidente en personas que por su constitución ya tienen suficientes depósitos ricos en creatina. Ello nos lleva a considerar que en atletas poco entrenados su efecto es mucho mayor que en los expertos. Por último, hay que recordar que la forma como la creatina se elimina es en forma de creatinina y que el exceso de consumo sobrecarga el riñón y está contraindicado en personas con alteraciones renales.

Diversos estudios sugieren que suplementos orales de monohidrato de creatina, entre 20 g y 25 g, al día, 4 veces, durante 5 días, incrementa el contenido muscular de creatina en un 20% y de este un 20% en forma de fosfocreatina. Si durante el periodo de administración se realiza ejercicio se estimula más aún la captación. La mayor parte de esta captación tiene lugar en los primeros días de administración, y el exceso se elimina por vía renal.

El efecto de la creatina sería útil en el entrenamiento con pesas, permitiendo hacer múltiples repeticiones y series. Aumenta, unida al entrenamiento de fuerza, la masa corporal, la masa libre de grasa y la fuerza. Este aumento puede ser muy rápido y llegar a los 1,7 kg y el de masa libre de grasa en unos 1,5 kg y se mantiene durante 10 o 12 semanas de finalizado el entrenamiento. Esto es debido a la retención de líquidos y por el aumento de resíntesis de las proteínas.

Durante la práctica de ejercicios anaerobios intensos, la fosfocreatina corporal se agota rápidamente, lo que puede contribuir a nuestra incapacidad para levantar pesos máximos o al incremento de la fatiga. La suplementación con creatina permite aumentar la creatina intramuscular casi en un tercio, lo que favorece la formación de fosfocreatina, ayudando además a mantener una potencia máxima o casi máxima durante más tiempo de lo habitual. De esta manera nuestros entrenamientos pueden ser más intensos y nuestra fatiga menor.

Posología:

Se recomienda una fase inicial entre 20 gr y 30 gr de creatina por día durante una semana, siguiendo una relación de 0,3 gr de creatina por cada kilo de peso corporal, seguida de una fase de mantenimiento. Un estudio reciente realizado en Suecia demostró que los efectos de tomar 20 gr a 30 gr de creatina durante los seis primeros días, seguido de una fase de mantenimiento el resto del mes, fueron similares a los de tomar 5 gr de creatina por día en forma continua durante un mes. En ambos casos se produjo un incremento del 20% en la creatina intramuscular.
Otros estudios realizados en Inglaterra lograron comprobar que las personas que suman a la ingesta de creatina una buena dosis de carbohidratos hiperglucémicos, obtuvieron un 60% más de incremento de la creatina muscular. La emisión de insulina estimulada por el consumo de los carbohidratos parece jugar un papel importante en el traslado de la creatina, los aminoácidos ramificados y la glutamina hacia las células musculares.

Precauciones:

La creatina comercial se elimina por el riñón como creatinina, lo que puede falsear los análisis de sangre, haciendo creer que hay un fallo renal. Del mismo modo y puesto que no es soluble en líquidos, un exceso en la dieta puede ocasionar un aumento en la formación de arenillas y cálculos renales, pero también de triptófano en el cerebro, mejorando finalmente el rendimiento del deportista.

**Creatinina**

Es el producto final, resultado de metabolizar la creatina (habitualmente un producto de desecho en la sangre por la ingesta de proteínas y la descomposición normal de los músculos del cuerpo. La creatinina se elimina de la sangre por los riñones y luego sale del cuerpo en la orina. Si hay enfermedad de los riñones, el nivel de creatinina en la sangre aumenta.

El rango sanguíneo saludable debe ser entre: 60 y 95 umol/l o 7 a 11 mg/l, en las mujeres. Para el sexo masculino, los números deben ser entre 80 y 110 umol/l o 9 a 12.5mg/l.
Valores altos: indican problemas renales o sobre esfuerzo muscular.
Valores bajos: no es lo usual, pero cuando esto sucede, se debe a una disminución de la masa corporal; lo cual puede deberse a diferentes enfermedades o deficiencias. Un ejemplo de ello es la distrofia muscular, una enfermedad hereditaria que disminuye el tejido muscular; también la miastenia gravis en la que el cuerpo crea anticuerpos que bloquean el proceso natural de la masa muscular.

## PROTEÍNAS DE SUERO

Procedentes del suero de leche, tienen una buena asimilación y poseen un alto valor biológico, especialmente en su concentración de aminoácidos de cadena ramificada, (l-leucina, l-valina y l-isoleucina), encargados de favorecer el crecimiento muscular. También contiene una gran cantidad de vitaminas y minerales como el calcio y las vitaminas del complejo B, además de una importante función antioxidante ya que elimina los compuestos que provocan la oxidación de lípidos. Otra característica de esta proteína es su fácil disolución en cualquier sustancia.

## INOSINA (Meso inositol)

No es un aminoácido, sino un nucleósido relacionado con la formación de purinas. Este compuesto también podría incrementar el uso del oxigeno, permitiendo que los tanto los atletas de fuerza como de resistencia, puedan verse beneficiados por la suplementación con este compuesto al aumentar los niveles de ATP en el músculo.

Aunque era ya conocido hace muchos años fue en el año 1940 cuando ya se le consideró un factor esencial en la dieta, similar al resto de las vitaminas.

Químicamente es parecido a los hidratos de carbono con sus nueve formas isoméricas posibles, aunque la forma biológicamente activa es el meso inositol. Se trata de una sustancia incolora, cristalina, hidrosoluble, insoluble en disolventes orgánicos e íntimamente relacionada con la glucosa, por lo que en muchos productos dietéticos se le presenta como un azúcar energético sin efectos secundarios. En forma natural lo encontramos en los frutos secos, los granos de cereales, las legumbres, las verduras y las vísceras.

Funciones orgánicas:

Aunque todavía no se conoce con precisión su función metabólica, parece ser que es un factor de crecimiento importante, al menos en los animales de laboratorio y que es un componente esencial de los fosfolípidos.

Un detalle muy controvertido es su acción antimetabólica, impidiendo la absorción del calcio y el hierro de la dieta al encontrarse en su forma natural como ácido fítico (fitina) o liposterol. Este compuesto es efectivamente un bloqueante de esos dos minerales pero solamente en su estado primitivo ya que cuando se ingiere es inactivado por los jugos gástricos, transformándose ya en inositol.

Aplicaciones no carenciales

Aunque no se le conocen enfermedades carenciales, ya que se encuentra ampliamente distribuido por toda la naturaleza, se puede utilizar para un mejor aprovechamiento de los fosfolípidos de la dieta, mejorando así la absorción de grasas, evitando la acumulación de lípidos en el hígado, especialmente si lo asociamos a la colina.

También parece ser que tiene un buen efecto antialopécico y que estimula el crecimiento infantil. Algunos autores han señalado que su carencia estaría relacionada con la pérdida del pelo de las cejas y las pestañas.

Con el paso de los años las reservas de inositol parecen descender y ello se nota en una disminución en la transmisión de los impulsos nerviosos, lo que motiva reacciones más lentas. Además, también disminuye la cantidad que normalmente se encuentra en el semen, lo que quizá explique algunas infertilidades.

## COLINA

La colina es una amina, constituyente de los fosfolípidos de alimentos de origen vegetal y animal. Precursora de la acetilcolina, se comporta como un neurotransmisor y de las lipoproteínas encargadas del transporte de lípidos. Existe la hipótesis de que podría aumentar el rendimiento y la ejecución mental y física.

Considerada como un factor más del complejo vitamínico B a partir de 1932, la Colina tiene detrás de sí muchos años de investigación aunque se tardó bastantes años en considerarla un factor esencial en la dieta de las personas.

Químicamente es una base orgánica fuerte, distribuida ampliamente en la naturaleza, bien sea en forma pura o como fosfolípido en la acetilcolina. Aunque no parece actuar como catalizador, ya que es un componente estructural de igual manera que los aminoácidos y los ácidos grasos no saturados, es una fuente importante para construir otras moléculas más complejas.

Se integra en los compuestos grasos que contienen fósforo y se la requiere en el mecanismo corporal que transforma las grasas desde su lugar de almacenamiento al de su uso.

Tiene estructura cristalina incolora y muy higroscópica, de fuerte sabor amargo, soluble en agua y estable al calor, estando presente en la mayoría de los tejidos animales. Cuando existen compuestos metilo lábiles, como la betaína o metionina, en proporciones adecuadas, la colina se sintetiza en cantidad suficiente para las necesidades normales, aunque no por ello se la debe considerar una vitamina.

El organismo la puede sintetizar a partir del aminoácido serina si hay suficiente cantidad de metionina, vitamina B-12 y folacina, aunque quizás esta forma no sea suficiente para cubrir las necesidades diarias.

Funciones orgánicas:

Se convierte en betaína (un importante donador en funciones de transmetilación) y en forma de acetilcolina es un mediador en la transmisión nerviosa.

Previene la acumulación de cantidades anormales en el hígado, aumenta la producción de fosfolípidos, es un factor de crecimiento para el metabolismo de muchos microorganismos y tiene un papel decisivo en las funciones musculares, nerviosas y en la estructura celular, así como en el transporte de los triglicéridos.

Forma parte de los fosfolípidos como la lecitina y esfingomielina, por lo que su presencia es imprescindible para las buenas funciones cerebro y nerviosas.

Evita la formación de cálculos biliares y previene la degeneración hepática.

Mejora la capacidad intelectual, el aprendizaje y la memoria.

Fuentes principales:
Se encuentra en la mayoría de los tejidos animales (500 mg/100 gr), la yema de huevo (1.700 mg/100 gr), en los cereales (100 mg/100gr) y los vegetales. También en las vísceras, en el hígado, riñón, cerebro y corazón, así como en la levadura de cerveza, la soja, los cacahuetes, los guisantes y el germen de trigo.

Enfermedades carenciales:
Su carencia determina infiltración grasa del hígado, especialmente en el alcoholismo y la carencia de proteínas. Este efecto es mucho mayor si la dieta tiene carencia de hidratos de carbono.

Su carencia aguda produce degeneración hemorrágica de los riñones y lesiones en la articulación tibio tarsiana.
Se utiliza ampliamente para el tratamiento de todas las afecciones grasas del hígado y en la arteriosclerosis, ya que impide que se formen depósitos grasos en las paredes vasculares. Las necesidades diarias están establecidas entre 300 y 1.000 gramos diarios y la dosis terapéutica apenas si es superior a los 10 mg/día.

Otras aplicaciones terapéuticas:
Alteraciones en la coagulación sanguínea, mala circulación y cardiopatías.
Envejecimiento cerebral precoz, enfermedad de Alzheimer, demencia senil y parkinsonismo.
Riesgo de trombosis.

Se ha demostrado que dietas deficientes en colina producen cáncer en animales de experimentación en ausencia de ningún carcinógeno, y esta deficiencia aumenta la carcinogénesis en presencia de un carcinógeno hepático.

## Fosfatidilcolina

La fosfatidilcolina es un fosfolípido que, junto con las sales biliares, ayuda a la solubilización de los ácidos biliares en la bilis. Producida por el hígado, es el componente más abundante de la fracción fosfátida que puede extraerse tanto de yema de huevo, como de granos de soja mediante extracción mecánica, o química usando hexano. Es uno de los principales componentes de la lecitina, y en algunos contextos, los términos se usan como sinónimos. Sin embargo, el extracto de lecitina consiste de una mezcla de fosfatidilcolina y otros compuestos.

La fosfatidilcolina es uno de los principales constituyentes de las bicapas lipídicas de las membranas celulares.

Propiedades

Este nutriente ayuda a proteger los órganos y las arterias de la acumulación de grasa, mejora el funcionamiento del cerebro y facilita la absorción de algunas vitaminas del complejo B y de la vitamina A. Promueve la reducción de los niveles de colesterol y triglicéridos en la sangre.

A grandes rasgos, las propiedades de la lecitina hacen apropiado su uso en regímenes de adelgazamiento, ya que ayuda a movilizar los depósitos de grasas en el organismo, para facilitar la digestión ya que acelera y mejora la absorción intestinal, para proteger el hígado, disminuir el nivel de colesterol y facilitar la circulación sanguínea. Mejora los procesos de aprendizaje, e incrementa la memoria. Ayuda a mejorar la capacidad intelectual, así como la agilidad mental.[cita requerida]

Es importante en la formación y mantenimiento de neurotrasmisores cerebrales entre las neuronas. Proporciona fósforo orgánico de forma directamente asimilable, por lo que se aconseja a los que padecen cualquier tipo de estrés, falta de memoria y agotamiento físico y mental. También mejora la disfunción eréctil.

En pruebas realizadas a estudiantes, la ingesta de 25 gramos de fosfatidilcolina demostró una mejora en la memoria explícita 90 minutos después de la toma, con un mayor impacto en los estudiantes más rezagados.

El hecho de que la leche materna contiene una concentración 100 veces superior de colina (principal componente de la lecitina) a la de la propia sangre de la madre sugiere un papel fundamental de esta molécula en el desarrollo del cerebro del niño.

## OTROS NUTRIENTES IMPORTANTES

La **DOPA** (dihidroxifenilalanina) es un precursor metabólico de la síntesis de catecolaminas, hormonas tiroideas y melanina.

También están las biomoléculas llamadas w-aminoácidos (omega-aminoácidos), por ejemplo, la b-Alanina y el Gamma aminobutírico (GABA), importante neurotransmisor inhibitorio del sistema nervioso central.

## Aminoácidos en enfermedades de la infancia

Los aminoácidos en la dicta influyen en las funciones del sistema nervioso central (SNC). Determinamos aminoácidos plasmáticos en autistas, sujetos con trastorno de déficit de atención, con hiperactividad y epilépticos.

El plasma fue analizado cromatografía líquida de intercambio iónico, y por electroforésis capilar con detección con rayos láser.

Los niveles de Isoleucina, leucina y fenilalanina en sujetos autistas, se exhibieron disminuidos, mientras que lisina y glicina aumentados.

La glicina sugiere estar relacionada con la hiperactividad y los valores aumentados de arginina con la epilepsia per se, así como la alteración del aminoácido glutamina con el autismo per se. Las alteraciones del aspartato, glutamato y GABA podrían relacionarse con el autismo y la epilepsia. Parece existir afectación de neurotrasmisión inhibitoria en el autismo y en el déficit de atención con hiperactividad y excitatoria en autismo y epilepsia.

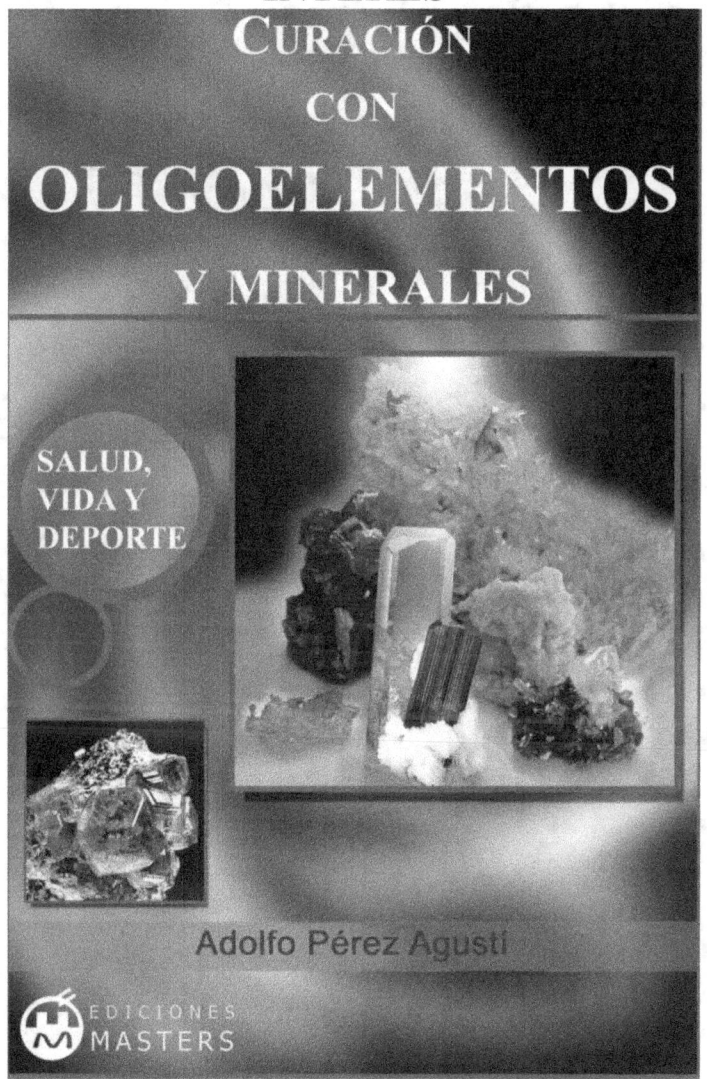

Cᴜʀᴀᴄɪóɴ

ᴄᴏɴ

# OLIGOELEMENTOS

## Y MINERALES

SALUD,
VIDA Y
DEPORTE

Adolfo Pérez Agustí

EDICIONES
MASTERS

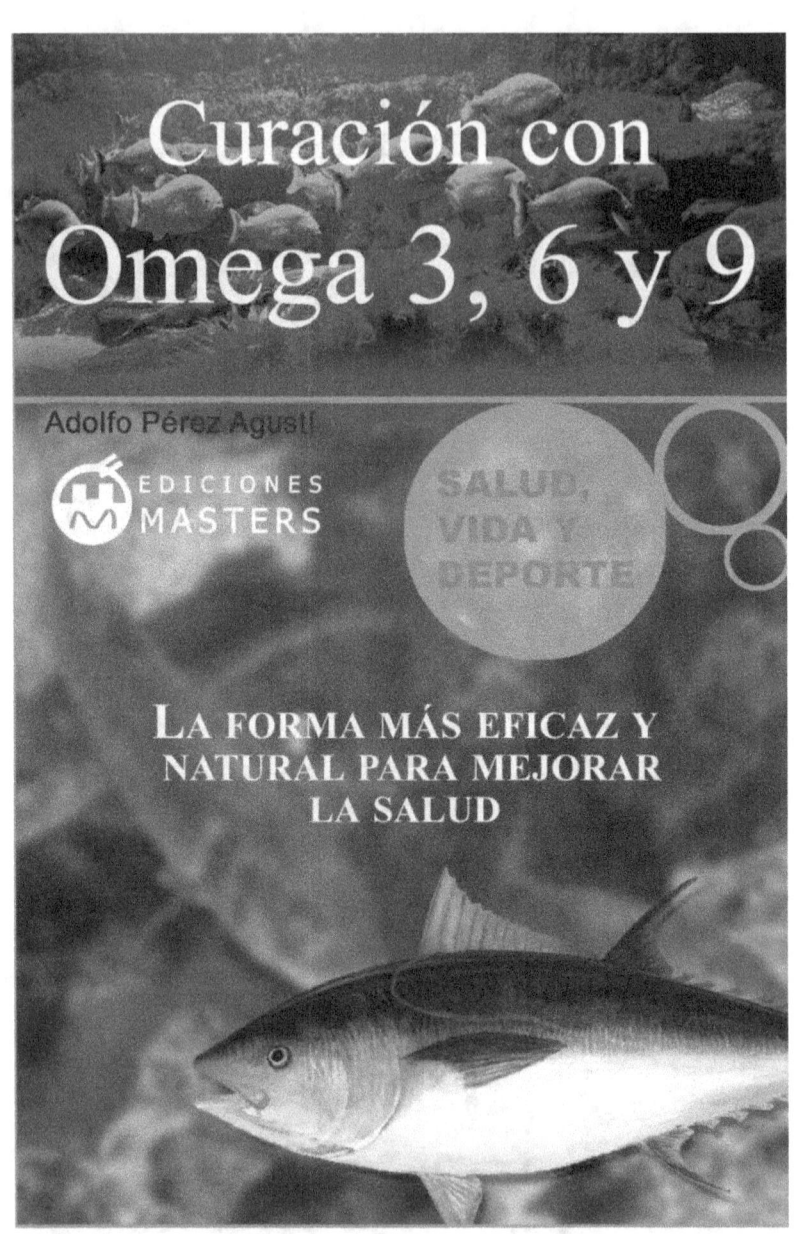

Curación con
Omega 3, 6 y 9

Adolfo Pérez Agustí

EDICIONES
MASTERS

SALUD,
VIDA Y
DEPORTE

LA FORMA MÁS EFICAZ Y
NATURAL PARA MEJORAR
LA SALUD

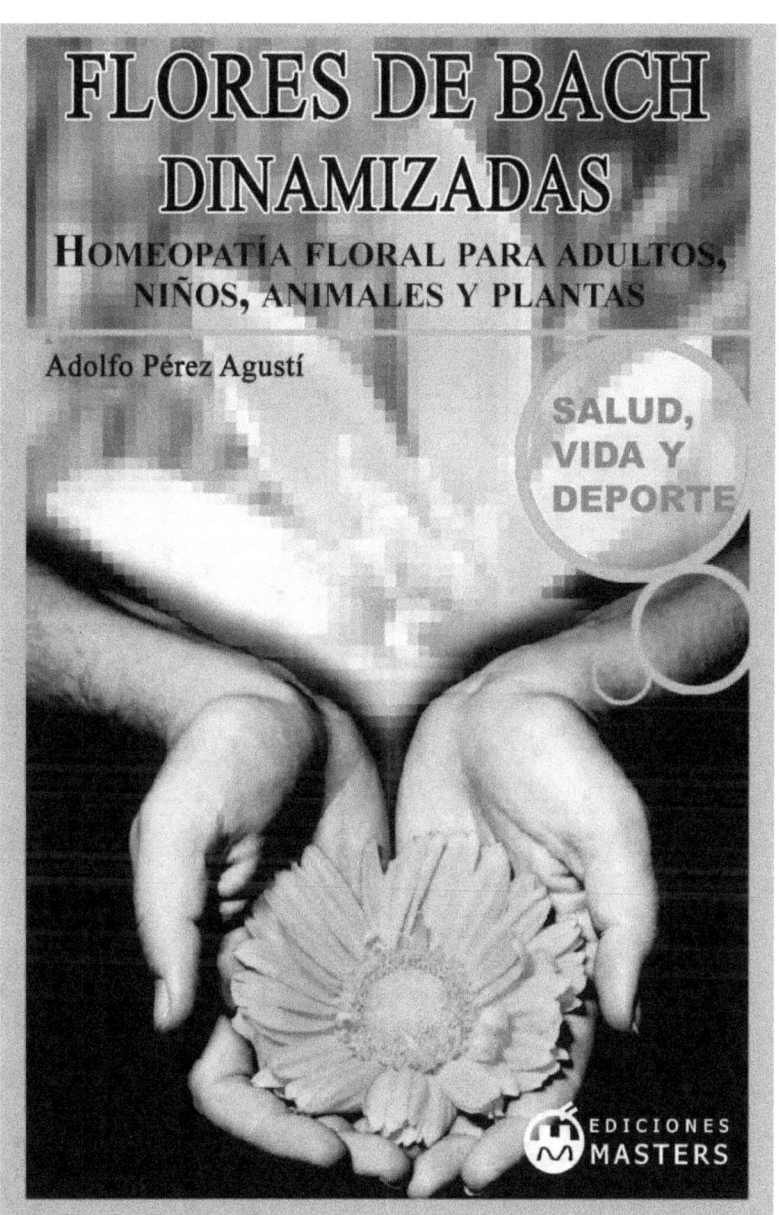

# FLORES DE BACH DINAMIZADAS

## HOMEOPATÍA FLORAL PARA ADULTOS, NIÑOS, ANIMALES Y PLANTAS

Adolfo Pérez Agustí

SALUD, VIDA Y DEPORTE

EDICIONES MASTERS

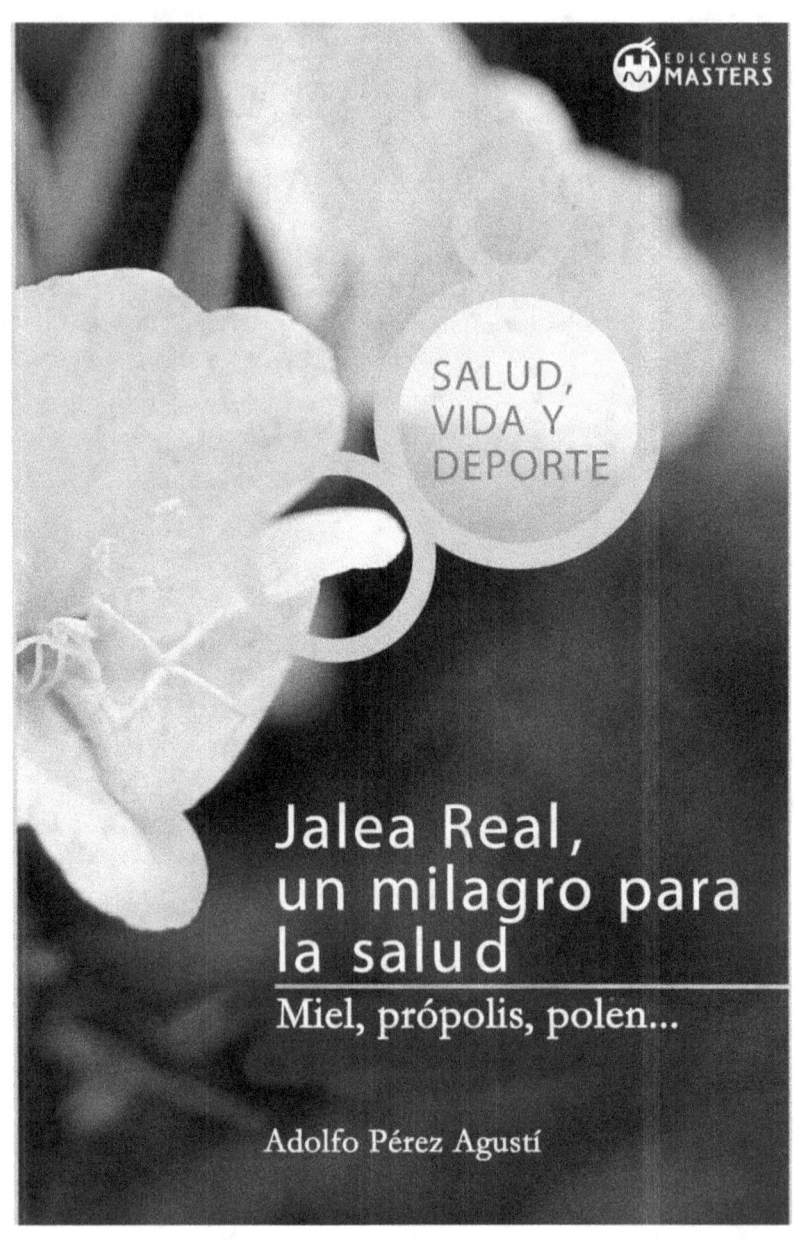

SALUD,
VIDA Y
DEPORTE

Jalea Real,
un milagro para
la salud

Miel, própolis, polen...

Adolfo Pérez Agustí

EDICIONES
MASTERS

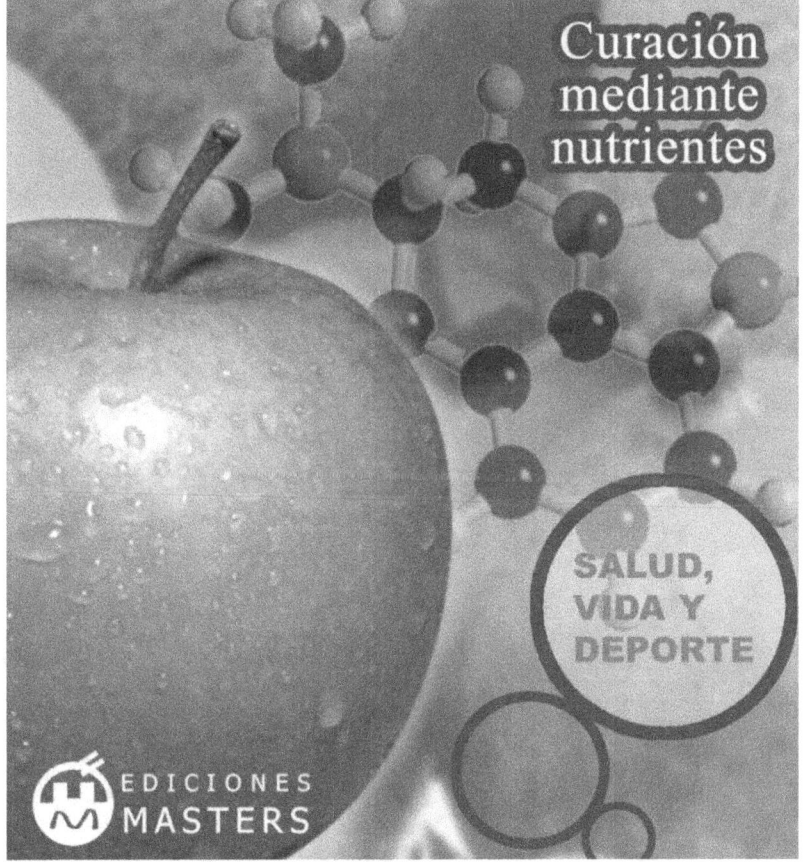

# MEDICINA
## ORTOMOLECULAR

Adolfo Pérez Agustí

Curación
mediante
nutrientes

SALUD,
VIDA Y
DEPORTE

EDICIONES
MASTERS